ニューヨークの医師が教える病気を治す食べ方

20万人を救った!

医師 ジェイムズ・E・カールソン
ジャーナリスト 中野 博

現代書林

はじめに

白米と玄米、あなたはどちらが体にいいと思いますか？


白米は、玄米からぬかと胚芽を取り除いたものです。つまり精米された米です。

ぬかと胚芽には、多くの栄養素があります。

玄米は白米と比較すると、ビタミンB1、ビタミンB6、マグネシウム、鉄などのミネラルを多く含んでいます。また、食物繊維も豊富です。

白米は、胚乳の部分だけ。玄米と比べると、ミネラルはわずか5%にすぎません。


「白米と玄米、どちらか体にいいかの答えはもう決まっている」と思いましたか？

Dr・ジェイムズと出会うまでは、私もそう思い込んでいました。

玄米菜食という健康法があります。実践している人も多いことでしょう。

確かに、「玄米は体にいい」は常識だと思われています。

栄養素という一点だけで考えると、玄米のほうが白米より断然、上だからです。

しかし、**玄米には、私たちの体にとって大きなデメリットが存在する**のです。

それは、鉱物を含んだぬか（外皮）を消化するとき、胃や腸に負担をかけてしまうことです。消化に時間がかかるということは、玄米が小腸に断続的に到達するというわけで、膵臓からのインスリン分泌も断続的になるということです。

消化・吸収するには、体の器官は白米より多くの仕事をしないといけないわけです。


白米は精米されているため、胚乳の単一の素材です。

ぬかや胚芽が含まれていないため、白米のほうが消化は早く、胃や腸への負担が少ないのです。つまり、単一素材の白米は消化されやすいので一気に小腸に到達するため、膵臓からのインスリン分泌も短時間で済みます。

シュガーハイやそのリバウンドの原因とされる血糖値の急上昇にばかり目を向けてしまいがちですが、膵臓機能の低下は見逃されています。

いくら玄米の栄養価が高いといえども、消化器官に負担をかけてしまっている点で、実は白米のほうが体にいいのです。

この考え方を、バイオケミストリーといいます。つまり生化学です。

ニューヨークで医師をしているDr.ジェイムズは、「医学や栄養学ではなく、バイオケミストリーで医療を考える」を治療方針として、20万人の患者を治してきました。3〜4か月待たないと診療の予約がとれないほど、その評判はニューヨーク中に知られています。

Dr.ジェイムズとは3年ほど前に、知人の紹介で出会いました。

彼と話をするうちにバイオケミストリーで考えると、私たち日本人が思い込んでいた食の常識や健康の常識がまったくのデタラメだったと、衝撃をうけたのです。

白米と玄米の例もそうですが、**私たちは常識を疑わず、勝手な先入観で食事をしています。皮肉なことに、お金と時間をかけて、熱心に自らの健康を悪くしているのです。もは**

や、栄養価やカロリーだけで健康を考えていてはいけません。

実は、これまで3人の親友が若くして、膵臓《すいぞう》がんで亡くなっています。

「中野さん、ジャーナリスト、研究者として、ぜひ膵臓がんになりにくい食生活を研究して、将来、書籍などで発表して欲しい」

私が執拗に食事と健康の関係を研究し、食生活の常識を疑い、調査研究してきたのは、親友たちの遺言でもありました。

この3人の親友は、生前こんなことを豪語していました。

「自分は1日のカロリーを計算してるし、野菜もしっかりとってる。脂身の多い肉は食べないし、お米も玄米にした玄米菜食主義者だから、健康対策はバッチリだ！」

しかし、ある日突然、しかも40代後半になって〝身体に異変〟が起きたのです。

病院で検査を受けたときは、すでに手遅れ。それほど、膵臓がんは発見しにくく、発見されたら、もう手遅れというほど、厄介なのです。

だからこそ、あなたにも今一度確認して欲しいのです。

例えば、カロリー控えめな食事にする。脂肪分は極力取らない。お米は栄養価の高い玄米を選ぶ。

本当に、こうした健康法や食生活の常識は正しいのでしょうか？

私はこれまで32冊の著作を上梓してきました。本来、ジャーナリスト体質の私は、興味を持ったテーマは徹底的に調査し、取材などで裏を取り、解明してきました。

２０１５年に『人はなぜ食べるのか？ 食べ方を変えれば、健康になる！ 人生が変わる！』を上梓しているように、健康と食事の関係は私の大きなテーマであり続けています。

Dr・ジェイムズはアメリカではすでに著作を出しています。彼のすごいところは、医師としての深い見識と実証データに基づいた分析提案です。

そこで、ぜひ日本の皆さんにも、ニューヨーク式の最先端の食事術を伝える必要を強く感じ、このたび筆を執ったのです。

原稿の執筆は、Dr・ジェイムズとはコーネル大学の学友で、ロサンゼルスで起業をしているナキリ・ジュン氏に翻訳作業を手伝ってもらいながら、共同で行いました。

Dr・ジェイムズに日本人の食生活のことを伝え、執筆してもらった文章を私が整えるという作業を経て、およそ2年半がかりで、原稿を完成させました。

PART1は、バイオケミストリーで考えると、どんな料理や食材が体にいいか、クイズ形式で解説しています。

PART2は、Dr・ジェイムズがバイオケミストリーに着目し、食事だけで患者を治す医師になった経緯をまとめています。

PART3は、Dr・ジェイムズが食事で病気を改善させた症例。

PART4は、ニューヨーク式の食事術を実践するための1週間メニューを紹介しています。

本書は最先端のバイオケミストリーを治療方針として、20万人もの人々を救ってきたDr・ジェイムズの日本初の書籍となりました。

『食をして薬となし、薬をして食となせ』

紀元前5世紀、西洋医学の父と言われるヒポクラテスが説いた言葉で、意訳すれば「食で治せないものは医でも治せない」となります。

ぜひ、この衝撃的かつ最先端の食事術を楽しみながら学んでいただき、病気にならない（病気を治す）未来の健康を手に入れてください。あなたの健康で素敵な人生を応援しています。

２０１９年9月

未来生活研究所所長　中野　博

目次

PART 1

NY式・健康にいい食事はどっち？

PART 2

食事だけで病気を治すニューヨークの医師は、自らの糖尿病を食事だけで完治させた

PART 3

【症例報告】20万人を治した食事法

PART 4

NY式の最高の食事法「1週間メニュー」

PART

1

NY式・健康にいい食事はどっち？

Q 01 蕎麦 × うどん どっちが健康にいい？

蕎麦とうどんでは、どちらが体にいいのでしょうか？

「はじめに」で共著者の中野博氏が私のことを紹介してくれていますが、バイオケミストリーで考えるのが、私の治療方針です。

この考え方に基づいた食事指導で、これまで20万人の患者を治しています。

蕎麦とうどんを比べる前に、まずGI値について説明しましょう。

GI値とは、血糖値が上昇する度合いを表したもの。摂取2時間までの血液中の糖濃度を計った数値です。

GI値が70以上を高GI食品、55以下を低GI食品といいます。

うどんの炭水化物量は200gあたり41gで、GI値は85あります。

うどんは、小麦粉と水を練って作られていますから、血糖値が短時間に上昇し、GI値が高い食品です。

一方、蕎麦の炭水化物量は200g中48gです。GI値は60です。炭水化物量に関しては、わずか7gしか違いがないので、うどんとほぼ同じと見てもいいでしょう。ですが、GI値を見てみると、蕎麦はうどんに比べ、25ポイントも低いです。

GI値が高いと血糖値が上がりやすいので、蕎麦のほうが体によいのでは、と思ったかもしれませんね。

しかし、**バイオケミストリーの考え方で重要なのは、その消化が体にとって優しいかどうかです。**

GI値は摂取してから2時間、血液中にある糖濃度を計測し、ブドウ糖を100を基準にした割合で表現しているに過ぎません。GI値は、血糖値の上昇度合いをブドウ糖と比較しただけなのです。

[蕎麦 vs うどん]

200gあたり	蕎麦	うどん
炭水化物量	平均 48g	平均 41g
GI値	60	85

うどんは砂糖の85％ほどの血糖値の上昇につながり、蕎麦は60％の血糖値の上昇につながります。

炭水化物が糖質に分解されると膵臓がそれを検知して、インスリンが時間あたりに決まった量だけ分泌されます。微量調整はありますが、惰性で動いています。

そのため、インスリンの分泌量は消化された炭水化物の量（糖質量）に比例しません。消化に時間がかかれば、必要以上のインスリンが分泌されることになります。

GI値が低い蕎麦は、うどんに比べて消化に時間がかかります。その分、体に負担をかけるインスリンの分泌が多いのです。

糖を代謝するのにはインスリンがどうしても必要ですが、体にとっては優しくない分泌物ですので、インスリンを分泌する量と時間の両方を抑えるべきなのです。

ダラダラと炭水化物が糖質に分解されると膵臓から分泌されるインスリンの量と時間はそれだけ多く、長くなります。体にとってよくない状態なのです。


ということで、蕎麦とうどんを比較すると、うどんのほうが健康にいい食品となります。

GI値は高くても、消化が早い。インスリンの分泌量と時間をより抑えられるのです。

ヘルシーな食品だと言われている蕎麦は、実は膵臓にはかなり負担がかかる食べ物だったのです。

どうです？　意外だったでしょうか。

A うどん

Q 02 オムライス×カレーライス どっちが健康にいい？

まずは、オムライスから見ていきましょう。

ちなみに、オムライスはアメリカのレストランにはありません。日本独特の洋食メニューです。

オムライスもカレーも、ともに同じぐらいの量のライスを使うのですから、注目すべきは、ライス以外の部分、つまり、具を含んだスープ・ソースです。

オムライスはコレステロールがたっぷりの卵にケチャップを絡めたライス。デミグラスソースも万遍なくかけられています。

具を含むソース100gあたりの糖質を見ると11gあります。これは、デミグラスソースのとろみの正体が小麦粉とバターや肉の骨、野菜といった食材と赤ワインを煮詰めたものだからです。デミグラスソースには、液状になった野菜や骨のエキスが含まれていると考えてください。

一方で、カレーライスはどうでしょう。

カレーライスには、にんじん、じゃがいも、玉ねぎなどを煮込んだスープに、リンゴや蜂蜜が配合されています。

体によさそうな気がしますよね。しかし、肝心の糖質を見ると、100gあたり25gもあります。

オムライスとの差は14g。バイオケミストリーでは、糖質の1日の推奨摂取量は30gですので、約半分に相当する違いです。

この違いは、カレーをどろっとさせるために、ルーに小麦粉が混ぜられているのはもちろんですが、具の中に、にんじん、じゃがいもなどの炭水化物を多く含む根菜類が含まれているからです。

隠し味に、にんにく、リンゴ、蜂蜜を使う方も多いと思いますが、ここでも糖質が加算されますので、結果、多くの糖質量がカレーライスには含まれてしまうわけです。

さて、オムライスとカレーライス、どちらがバイオケミストリーで考えると、体によいかわかりましたか？

そうです、オムライスです。

カレーには原形を留めている野菜や肉が入っています。デミグラスソースには、液状になってしまった野菜や骨のエキスがあるだけです。

つまり、**カレーよりデミグラスソースのほうが胃で消化される時間が短いことになります。膵臓にかかる負担は軽いですし、インスリンが分泌されている時間も短くて済みます。**

バイオケミストリーというのは、とてもロジカルです。基本さえわかってしまえば、後は応用力を身につけるだけです。

細かい炭水化物量や糖質量を覚えている必要はありません。

A

オムライス

Q

03 食パン×クロワッサン どっちが健康にいい？

まずは、食パンです。

29ページの図を見るとわかるように、食パンには強力粉が多く含まれています。強力粉にはグルテンという粘りを出す植物性タンパク質が含まれており、食パンのあのムチムチ感はグルテンからきています。強力粉は小麦粉ですので、炭水化物がたっぷりです。

また、食パンのほうがクロワッサンの2倍の糖質、そして3倍に相当する生クリームが使われています。

次に、クロワッサンを見てみましょう。

クロワッサンには強力粉の量が3分の1しか使われていません。クロワッサンには薄力粉も使われていて、これで外側の生地のパリパリ、サクサク感がパイ生地のようになります。

また、バターの使用量は、食パン1枚3g以下なのに対して、クロワッサンは約4倍の12g程度が生地に練りこまれています。

クロワッサンを持つだけで手が油っぽくなるのはこのためです。しかも、あの食感を出すために、溶かしたバターではなく冷たく硬いままのバターを生地に何層にも塗りこんでいます。

クロワッサンはカロリーが高いと言われる理由は、生地に含まれるバターの使用量が食パンと比べて4倍もあるからなのです。

では、どうでしょう。食パンとクロワッサン、どちらが体によいと思いますか？

正解は、クロワッサンです。

バターがたっぷりで、カロリーが高いクロワッサンがどうして？　そう、お考えの方もいるかもしれません。

しかし、そのバターこそが、バイオケミストリーにはよいのです。詳しくは、

[食パンvsクロワッサン]

材料	食パン（8枚切り・1切れ）	クロワッサン（1個分）
強力粉	33g	11g
薄力粉	0g	5.5g
イースト	0.375g	0.277g
バター	2.75g	11.6g
生クリーム	1.25cc	0.4cc
砂糖	2.75g	3.3g
塩	0.625g	0.26g
水	14.8cc	7.5cc

PART2をご覧ください。**バターはいわば脂質です。NY式食事法では、脂質をとることは重要な要素となります。**

また、クロワッサンが食パンより優れているもうひとつの理由は、小麦粉の使用量の少なさにあります。

食パンに含まれる小麦粉の量は、クロワッサンの3倍もあります。バイオケミストリー的には、炭水化物が食パンの3分の1しかないクロワッサンに軍配が上がるわけです。

A

クロワッサン

Q 04 ささみ✕鶏皮 どっちが健康にいい？

今度は、焼き鳥のメニューから2品選んでみました。たくさんメニューがありますが、鶏皮とささみにしました。

「いや、いや、もう答えはわかったよ」と思ったかもしれませんね。

さあ、あなたの常識は、バイオケミストリーで考えるとどうでしょうか。

まずは、ささみです。

ボディービルダーの方は好んでささみを食べます。脂肪分がすくなく淡泊な部位です。32ページの図にあるように、タンパク質が鶏皮の約3倍となっています。

タンパク質は積極的に摂取したい。でも、脂質やコレステロールは控えたい。だからボディービルダーは、ささみを選んでいるわけです。

ささみは、低脂質&低コレステロールで、高タンパクな食材の代表と言ってもいいでしょう。

次は鶏皮です。

カリっと焼いた鶏皮はジューシーでとてもおいしいですよね。

でも、鶏肉の料理を食べる際に、皮を残す人が多いことも事実。

鶏皮には、脂質が豊富に含まれており、100gあたり48・6gもあります。ささみが4・5gなので、10倍もの脂質が含まれていることになります。

わざわざ数字を出すまでもありませんでしたね。鶏皮に脂質が多いことは、多くの方がご存じのはずです。

だから、鶏皮は一般的にも体に悪いとされています。皮を残す人が多いのはそのためです。

しかし、体に悪くなければ食べたいのにと考えている、隠れ「皮好き」の方もいると思います。

バイオケミストリーでは、高脂質&高コレステロールを重要視しています。その理由は、PART2で詳しくご説明していきます。

［ささみvs鶏皮］

100gあたり	鶏皮	ささみ
脂質	48.6g	4.5g
コレステロール	120mg	78mg
タンパク質	9.5g	28.5g
炭水化物	0g	0g
繊維	0g	0g
糖質	0g	0g

ということは、おわかりですね。体にいいのは、実は、鶏皮なのです。

私が考案したNY式食事法では、鶏皮や卵の黄身から積極的にコレステロールを摂取することを勧めています。

タンパク質の摂取だけを考えると、鶏のささみが効率的なのですが、タンパク質を優先して、脂質とコレステロールの摂取を怠ると、タンパク質代謝の残骸が体内に蓄積してしまう弊害がでてくる可能性があります。ですので、ささみばかり食べていてもいけません。

A

鶏皮

Q

05 イチゴのショートケーキ×シュークリーム どっちが健康にいい？

次はデザートです。

まずは、イチゴのショートケーキを見てみましょう。

35ページの図は、スーパーなどで市販されている、ショートケーキとシュークリームの成分表です。脂質の量はシュークリームのほうが約10g多く、糖質はショートケーキのほうが約10g多いですね。

これは、実は、意外かもしれませんが、イチゴが大きく影響しています。イチゴは果物です。酸っぱいですが、果糖が含まれています。品種改良で甘さが強いものなら、なおさらです。

ショートケーキのスポンジ部分は薄力粉からできているので、そもそも炭水化物（糖）がたっぷりです。それにイチゴのスライスがはさまれています。大抵のイチゴは砂糖やシロップに付けて甘さが増してあります。でないと、ホイップクリームの甘さに負けてしまうからです。

果糖だけではなく、果糖に複雑な構造をした糖が余分についているので、ショートケーキのイチゴは多ければ多いほど減点対象なのです。

一方で、シュークリームはどうでしょうか。

こちらのクリームにはカスタードが混ざっているところが、ショートケーキとの大きな違いです。

そもそも、なぜシュークリームには脂質が多く含まれるのでしょうか。その答えこそ、実はカスタードクリームにあります。

クリームという名からカスタードを忘れがちです。カスタードには脂質やコレステロールが多いとされる卵黄が多く含まれています。ですから、ショートケーキのクリームよりはるかに脂質が多いのです。

さて、もうわかりましたね？　**バイオケミストリーでは、脂質やコレステロールを大切**

[イチゴのショートケーキvsシュークリーム]

成分	イチゴショートケーキ	シュークリーム
生クリーム	含む	含む
薄力粉	含む	含む
砂糖	含む	含む
卵	含む	含む
イチゴ	含む	含まない

	タンパク質	脂質	炭水化物	糖質	繊維質	コレステロール
イチゴショートケーキ（1人前）	4.86g	11.30g	38.61g	38.61g	0g	2mg
シュークリーム（1個）	8.71g	20.15g	29.77g	29.27g	0.5g	174mg

にします。糖質は控え目がベストです。

よって、シュークリームのほうが、体にいいのです。

カスタードはコレステロールが高いから敬遠されがちですが、雛《ひな》の体を形成する栄養素が詰まっている卵黄ですから、体に悪いはずがありません。

バイオケミストリーでは、コレステロールの摂取もとても大切です。

卵黄を摂取するのは、人間の体の維持するホルモン生成の原料としてもとても重要なのです。

炭水化物が約10g少なく、脂質が約10g、卵黄（コレステロール）が約170mg多く含まれているシュークリームのほうが、イチゴのショートケーキより、健康によさそうだというのがわかっていただけましたか？

A

シュークリーム

Q 06 オレンジ × オレンジジュース どっちが健康にいい？

次の題材はオレンジです。でも、これまでの質問とちょっと違います。

オレンジとオレンジジュースの比較です。


その前にまず、オレンジに含まれる果糖についてお話ししましょう。

フルーツは体にいい、というイメージがあります。もちろんビタミンや食物繊維などを含みますので、間違ってはいません。

しかし、忘れてはいけないのが、果糖です。

果糖は、砂糖と同じ糖です。**果糖は体によいという、誤った「常識」が医療界の間でもいまだに信じられています。**

果糖も糖ということは、炭水化物と同じ。バイオケミストリーでは体にはよい栄養素とはいえません。まずはそのことを知っておいてください。

［柑橘類の果実の構造］

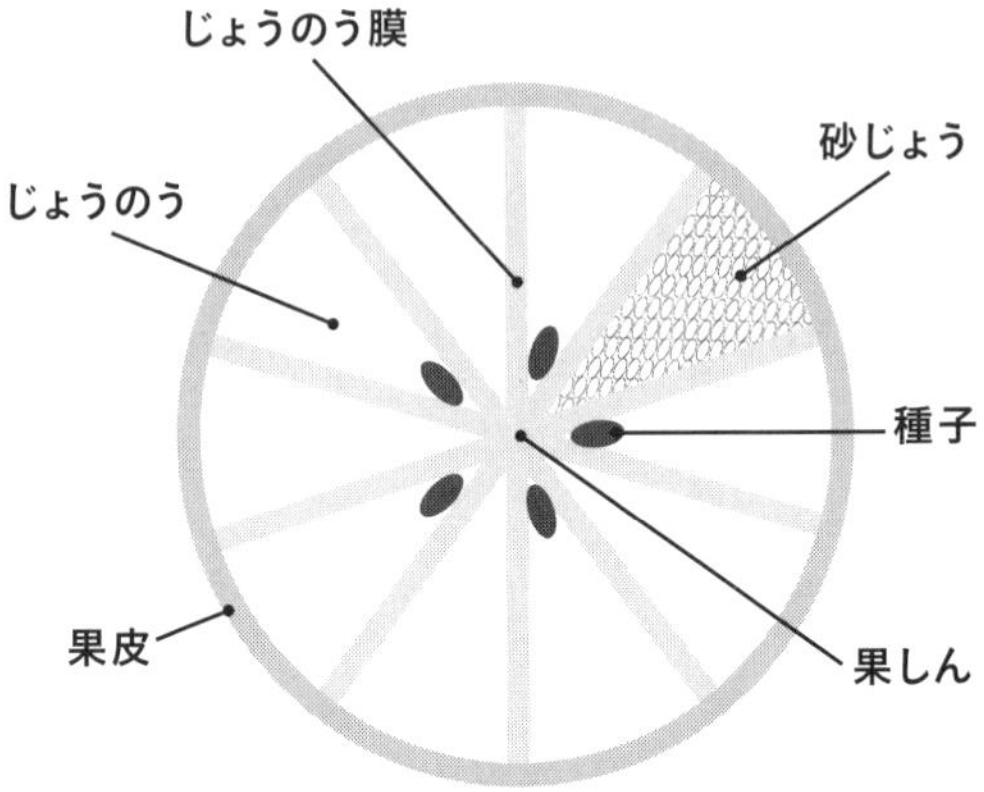

さて、オレンジとオレンジジュースでは、どちらが体によいのでしょうか？　このオレンジジュースは果汁100％のものとします。

同じ食材でも、食べ方によってはバイオケミストリー的にはどうなるか、考えてみたいと思います。

図は、柑橘類の果実の構造です。「じょうのう」は房の袋、つまり薄皮の部分です。その中に「砂じょう」、つぶつぶの果肉が詰まっています。

オレンジのまま食べる場合は、「砂じょう」

「じょうのう膜」を食べます。

オレンジジュースは「砂じょう」を絞った「果汁」を飲むだけです。

つまり、普段はまったく意識していないと思いますが、食べ方の違いで、オレンジの違う部位を消化・代謝しているのです。


バイオケミストリー的には、代謝の過程がとても重要です。

胃でオレンジが消化されて果糖になったあと、これを代謝するプロセスが始まります。

インスリンの分泌です。

オレンジが完全に消化されて果糖になってから胃での消化が終わるまで、糖質分解のためにインスリンが分泌され続けることになります。

オレンジの消化時間は30分ほどかかります。オレンジを食べる時間が5分だとすると、最低でも35分は、インスリンが分泌され続けることになります。


一方で、オレンジジュースはどうでしょう。

オレンジジュースは、「じょうのう膜」と「砂じょう」がなく、「果汁」だけなので、消化・代謝は非常に早いのです。固形より液体のほうが、消化時間が早いことは明らかです。

つまり、バイオケミストリー的には体に優しい食べ方といえます。

皮をむいたオレンジは、「消化するものが多いため時間がかかる＝インスリン分泌時間が長い」。

オレンジジュースは、「果汁だけなので消化時間が短い＝インスリン分泌時間が短い」。

もうおわかりですね。

意外だったかもしれませんが、オレンジジュースのほうがバイオケミストリー的には体にやさしいのです。

A

オレンジジュース

Q 07 チーズピザ×ミートボールスパゲティー どっちが健康にいい？

次は、アメリカの食卓によく並ぶメニューを比べてみましょう。

まずはチーズピザ。

これは日本でもおなじみですね。


比べるのは、ミートボールスパゲティーです。

アメリカではもっともポピュラーなスパゲティーといってもいいかもしれません。

ボリュームたっぷりのミートボールとトマトソースのスパゲティーは、子どもたちにも大人気です。


ピザの生地とパスタには小麦粉が使われています。ですので、バイオケミストリーとしては、おすすめの食事とはいいがたいです。

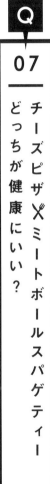

でも、どちらもおいしいですし、「どうしても食べたい」という気持ちが抑えられないときもあるでしょう。

そんなときは、どちらの料理だったら、どのくらい食べてもいいのか、を検証していきたいと思います。

まずは、チーズピザです。

図を見てください。データは12インチサイズのものです。

なんと、100g中に30・8gもの糖質を含んでいます。

チーズピザ100gは、たった一切れです。私が患者さんにクリニックで指導している1日の糖質摂取量は30gですので、それを超えてしまっています。

チーズやオリーブオイルも含まれるため、脂質、コレステロール、タンパク質は摂取できますが、脂質、コレステロールの摂取量は全然足りません。

チーズピザは100gで1日の糖質摂取量の30gに到達してしまうため、一緒にとるものを、相当気をつけなければなりません。

[チーズピザvsミートボールスパゲティー]

100gあたり	チーズピザ	ミートボールスパゲティー
脂質	9g	4g
コレステロール	17mg	7mg
タンパク質	11g	4.5g
炭水化物	33g	11g
繊維	2.2g	2.7g
糖質	30.8g	8.3g

「ピザを食べるときは絶対にコーラ」というあなた、聞いてください。コーラ100gには11gの糖質があります。

1日に摂取する理想的な糖質量はさらにオーバーしていきます。

ピザにコーラ、絶妙のコンビですよね。おいしいです。しかしながら、データが示している通り、バイオケミストリー的には、とても残念な食べ合わせとしかいいようがありません。

続いては、ミートボールスパゲティーです。

こちらは、アメリカでは家庭で料理することが多いですね。挽肉にパン粉と刻んだ玉ねぎを混ぜ、こねて適度な大きさのミートボールにしたら、あとは茹でたパスタにスーパーで買ってきたトマトソースを絡めるだけ。

ピザはたった一切れで1日の上限に達してしまうのがわかりましたが、ミートボールスパゲティーはどうでしょう？

ミートボールがあるということは、パスタの割合は減りますよね。すると、つなぎにパン粉を使うものの、肉の分量次第では、炭水化物量は低めに抑えられるのではないか？

そう考えられた方、素晴らしいです。

なぜなら、炭水化物量が低いということは、ピザよりも糖質が少なくなるはずだからです。

ピザ100gには30・8gの糖質が含まれているのに対して、ミートボールスパゲティーには、8・3gしか糖質が含まれません。

ご理解いただけましたね。チーズピザとミートボールスパゲティー。この勝負、体にとって危険なのは、チーズピザということになります。

せっかくなので、他のスパゲティーも見てみましょう。

シーフードの具の中では、意外にもイカやムール貝には、多くの炭水化物が含まれています。バイオケミストリー的に優れているのは、エビ、タコ、アサリです。

つまり、**おすすめはアサリ、エビ、タコをふんだんに使ったシーフードボンゴレです。**

具だくさんのシーフードボンゴレもおすすめです。


イタリアンに行ったらピザは選ばない。

スパゲティーを食べるときは、贅沢といわれるかもしれませんが、具材のたくさん入ったものを食べてお腹をいっぱいにするのが、バイオケミストリー的には理想です。

A

ミートボールスパゲティー

Q 08 オートミール×コーンフレーク どっちが健康にいい？

今回は、アメリカの朝食メニューとしては欠かせないものです。

まずは、オートミールです。

オートミールはアメリカでこそ馴染みのある食べ物ですが、日本ではまだまだのようですね。


オーツ麦のシリアル（穀物食品）という意味で、調理が簡単で栄養バランスに優れていることから、食育ブームのなかで脚光を浴びるようになりました。

脱穀されたオーツ麦は潰され、平たいナッツのような状態になっています。コーンフレークの食べ方が通り一遍なのに対して、オートミールの食べ方はさまざまです。

一般的なのはお湯をかけてお粥のような状態にして食べる方法でしょうか。一般的なシリアルのように冷たい牛乳をかけてサクサクと食べる場合もあります。

パンやクッキーに混ぜられることもあり、淡泊な味と食感から幅広い食べられ方をしています。比較しやすいように、コーンフレークと同じように冷たい牛乳をかけて食べることにしましょう。

49ページの図にあるように、炭水化物は多くありません。脂質、タンパク質もあり、カリウムは少なくありませんが、多くもありません。

ミネラルやビタミンを見てみましょう。FDA（アメリカ食品医薬品局）で定められた一日で必要な摂取量の割合で、ビタミンA（8％）、ビタミンB6（15％）、マグネシウム（6％）、カルシウム（8％）、鉄（33％）といったところです。ビタミンB6と鉄分を除いては、どれも特筆して多いという印象はありません。

次は糖質です。100g中、11・3gの糖質量です。これは、コーラと同じです。しかも、オーツ麦は脱穀されているとはいえ全粒に近い形状なので、消化には時間がかかります。

消化に時間がかかるということは、炭水化物の糖変換に時間がかかり、ダラダラと小腸に到達します。血糖値は急激に上がりにくいですが、消化から代謝の時間が長くかかります。

つまり、インスリン分泌はダラダラと続くわけです。

続いては、コーンフレークです。

さて、コーンフレークは実際にどのように作られているかご存じですか？

全粒状のコーンを柔らかくなるまで1時間半くらい蒸します。茹で上がってすっかり膨らんだコーンはローラーで潰されて平らになります。乾燥を重ねてあのサクサクなコーンフレークになります。砂糖や蜂蜜を絡めるのは最終工程です。

実は、ビタミンやミネラル分は乾燥の熱に耐えられないので、噴霧による後付けされていることが、このたび本書を執筆する際、製造工程を調べているなかでわかりました。

素材が持っている純粋な栄養素ではなく、加工された栄養素だったわけです。コーンをベースにしたサプリ食品ともいえるかもしれません。

しかも、食べやすくするために10gも糖質で甘い味付けをしています。糖質量は、もの

［オートミールvsコーンフレーク］

100gあたり	オートミール	コーンフレーク
脂質	1.4g	0.4g
タンパク質	2.4g	8g
コレステロール	0mg	0mg
カリウム	61mg	168mg
炭水化物	12g	84g
繊維質	1.7g	3.3g
糖質	11.3g	81.7g
ビタミン類	**オートミール**	**コーンフレーク**
ビタミンA	8%	35%
ビタミンB-6	15%	90%
ビタミンB-12	0%	90%
ビタミンC	0%	35%
ビタミンD	0%	35%
ミネラル類	**オートミール**	**コーンフレーク**
カルシウム	8%	0%
鉄	33%	160%
マグネシウム	6%	9%

凄いことになっているのがおわかりでしょうか。81・7gです。なんと、100g中80g以上です。これは、コーラの8倍です。すごい量ですよね。

この結果を踏まえて、あなたはオートミールとコーンフレーク、どちらを選びますか？

今回の答えは「どちらもダメ！」とさせていただきたいと思います。

ちょっとトリッキーだったかもしれませんが、このような食材や加工品は、市場に溢れています。

オートミールもコーンフレークも、アメリカの朝食の定番と考えると、いかにアメリカ人が不健康な生活をしているか、おわかりいただけたでしょうか？

A どちらもダメ

Q 09 アボカド×バナナ どっちが健康にいい？

「森のバター」ともいわれる、メキシコが主な原産国のアボカド。ミネラルに富み、野菜サラダにスライスされて盛り付けられますよね。

そして、比較対象にはバナナを選びました。

カリウムなどのミネラルを多く含むバナナは、栄誉価とバランスがいいため、「栄養の塊」ともいわれています。

甘くない「森のバター」アボカドと、甘い「栄養の塊」バナナ。さて、バイオケミストリー的にはどちらが優れているのでしょうか？


まずは、アボカドですが、「森のバター」といわれるだけあって、脂質が14・7gも含まれており、タンパク質も2gと微量ながら含まれています。

低炭水化物中で注意するべき糖質は1gありません。ほとんど入っていないともいえるレベルです。

こうして数値で見ると、ボディービルダーがプロテイン粉末とアボカドでシェイクを作る理由は明白です。

ちなみに、バターの脂質は100gあたりで87g。牛乳に含まれる脂質は意外に多くなく、3・3gしかありません。

牛乳を飲むよりアボカドのほうが、4倍以上の14・7gの脂質がとれるということになります。

続いて、バナナの栄養素を見ていきましょう。

バナナは糖質の割合が高いのがわかります。100gあたりには、12・2gもあります。清涼飲料水の糖質以上の数値です。

アボカドが1g未満なのに対して、バナナは12・2gもあるので、バナナの糖質は17倍ということになります。

しかも、中ぐらいの大きさのバナナ1本は平均して140gくらいなので、1本食べた

[アボカドvsバナナ]

100gあたり	アボカド	バナナ
脂質	14.7g	0.2g
タンパク質	2.0g	1.1g
コレステロール	0mg	0mg
カリウム	9.0g	22.5g
炭水化物	12g	84g
繊維質	7.0g	2.6g
糖質	0.7g	12.2g
ミネラル類	**アボカド**	**バナナ**
カルシウム	12mg	5mg
鉄	0.55mg	0.26mg
マグネシウム	29mg	27mg
リン	52mg	22mg
カリウム	485mg	338mg
ナトリウム	7mg	1mg
亜鉛	0.64mg	0.15mg
ビタミン類	**アボカド**	**バナナ**
ビタミンA	7μg	3μg
ビタミンB-6	0.26mg	0.37mg
ビタミンB-12	0mg	0mg
ビタミンC	1.74mg	8.7mg
ビタミンD	0μg	0μg
ビタミンE	2.07mg	0.1mg

ときの糖質摂取量は17gになります。

大きめのバナナだと1本で180gくらいあるので、糖質は22gです。清涼飲料水を3分の2も飲んだ計算になります。

つまり、1日に摂取する理想的な糖質量30gの3分の1から半分以上をバナナ1本でとってしまうことになります。

この結果から、今回は、バイオケミストリー的に見るとアボカドの方が、人間の体にはよいことがわかります

せっかくなので、他の栄養素も比較してみましょう。

コレステロールは、両者とも0なので、脂質と糖質の判断基準では、間違いなくアボカドの方が上でした。

では、ミネラルやビタミンが豊富なので、「栄養の塊」とされてきたバナナと比較してみましょう。

［アボカド他の食材の脂肪量］

	アボカド	大豆	えんどう豆	小豆	そら豆	牛サーロイン
脂質	14.7g	19.7g	2.3g	2.2g	2.0g	23.7g

他の栄養素からも、ビタミンB6が約0.1mg、ビタミンCが約7mg、バナナのほうが多い以外は、すべてにおいてアボカドが優れていることが明白ですよね。

アボカドは、糖質が低く脂質が豊富。しかも、ミネラル、ビタミン含有量でバナナを凌駕しているのです。

ちなみに、**大豆には牛サーロインに引けを取らないくらいの脂質が含まれているのはご存じでしたか？** そして、アボカドには、その大豆に遜色のない量の脂質が含まれているのです。

アボカドサラダ、アボカドと豆乳のスムー

ジーなど、ベジタリアンの方にとっても、大豆とアボカドは最強の脂質摂取コンビといえるのではないでしょうか。

さて、アボカドを使ったメニューをひとつお教えしましょう。

前菜：アボカドサラダの枝豆添え
メインディッシュ：バターをたっぷり塗ったサーロインステーキ
**　　　　　　　　　マッシュドアボカド添え**
デザート：豆腐をベースにしたアボカドアイスクリーム

バイオケミストリー的に考えると、最高のメニューのひとつです。アボカド。素晴らしい食材ですね。

A　アボカド

Q 10
プリン×コーヒーゼリー どっちが健康にいい？

コンビニのデザート棚にある代表的なものにコーヒーゼリーとプリンがあります。バイオケミストリー的に体によいのはどちらなのでしょう？

コーヒーゼリーもプリンも、いったん液状になってから固形になっていますので、消化から代謝のプロセスもほぼ同じと考えられます。違いは使われている素材とその量です。58ページの図をご覧ください。今回の成分値は、一般的なレシピとUSDA（アメリカ合衆国農務省）の成分データベースを元に算出してあります。市販されている製品にはいろんな種類がありますので、それらと違いがあることはあらかじめご了承ください。

コーヒーゼリーには、タンパク質と脂質がほとんど含まれていません。コレステロールもクリームソースで使う微量の生クリームにしか含まれていないため、砂糖とゼラチンを食べているだけといってもいいでしょう。

[プリンvsコーヒーゼリー]

100gあたり	コーヒーゼリー	プリン
タンパク質	0.08g	3.58g
脂質	0.01g	14.36g
コレステロール	0.09g	0.0999g
炭水化物	13.60g	10.41g
繊維質	0g	0g
糖質	13.60g	10.41g

コーヒーゼリーに含まれる糖質は、清涼飲料水の11・3gよりも約2g多いので、糖質をとらないつもりで食べているというのは、大きな誤りです。

続いて、プリンです。

プリンには卵が使われますので、タンパク質、脂質が豊富に含まれています。図の項目を見ても、プリンの数値のほうが優れているのが一目瞭然でしょう。

バイオケミストリーでは、タンパク質、脂質、コレステロールが大切になってくることは何度も強調してきました。

つまり、この対決では、プリンが正解なのです。

プリンもコーヒーゼリーも糖質は砂糖が主な原因です。卵やゼラチンにも糖質が含まれていますが、全体に影響を及ぼすほどの量は入っていません。

この図から見て取れることは、砂糖を控え目に使った卵を主成分にしたデザートはバイオケミストリー的に優れているということがいえます。もしプリンも甘さ控えめに砂糖の使用量を控えたら、さらに優れたスーパーデザートといえるでしょう。

カラメルソースの部分は糖質が濃縮している可能性があるので、食べるときに少し控えたほうがベストです。

食事の際に、どの部位がどのような材料からどのように作られているかを意識することは少ないと思いますが、バイオケミストリー的にはとても重要なことです。「この食べ物は、どれくらいの糖質だろう？」と気になったら、ぜひネットで調べてみてください。これが習慣になってくると、どちらのほうが健康にいい食事かわかるようになっていきます。

A プリン

PART

2

食事だけで病気を治す

ニューヨークの医師は、自らの糖尿病を食事だけで完治させた

バイオケミストリーで、本当に正しい食事がわかる

PART1では、バイオケミストリーで「どちらが体によい食べ物なのか？」を紹介しました。あなたはどれだけ正解しましたか？

今まで自分が抱いてきた常識や思い込みがくつがえされ、びっくりされたのではないでしょうか。

バイオケミストリーであらゆる食べ物を見ていくと、本当に体にいい食事というものがわかってきます。

例えば果物や蜂蜜などに含まれる自然の糖は、体によいと思われがちです。しかしバイオケミストリーの知見に照らすなら、どんな糖も砂糖と同じ「糖」。たくさんとれば、それだけ体に負担をかけます。

牛乳に含まれる乳糖は砂糖の6分の1の甘さしかなくても、これもまぎれもない「糖」です。

牛乳は体によいと信じて、毎日たくさん飲んだとしましょう。これは、コーラなどの清涼飲料水を毎日飲んでいるのとなんら変わりません。同じ量の糖質を摂取しているのです。

また、1日1個食べれば「医者要らず」とされるリンゴ。小ぶりで100gのリンゴでさえ、10%は糖質です。これは、コーラ100gと同じ量の糖質に該当します。

しかもリンゴには繊維質が豊富に含まれています。繊維質をとることは体によいとされていますが、バイオケミストリーが重視している「消化時間」という点から比べると、どうでしょう。繊維質が含まれているぶん、リンゴのほうが消化に時間がかかります。

その結果、インスリンを分泌する膵臓の稼働時間も長くなります。つまり、**コーラよりもリンゴのほうが、体により負担をかける食材**ということになってしまうのです。

このように、バイオケミストリーで検証していくと、「まさか！」と思わず叫びたくなる事実が解明されることが多くあります。

フカヒレスープでは美肌にならない!?

この話をするとがっかりしてしまう女性も大勢いることでしょう。

美肌効果があるとされるフカヒレスープ。

コラーゲンが豊富なことで有名ですが、残念ながらコラーゲンをとっても、直接、肌に作用して、美肌になるわけではありません。


お肌がプルプルになるための条件は、そのときにとったタンパク質が消化吸収され、体内でのコラーゲンの生成に寄与することです。

フカヒレスープを飲んで、コラーゲンをどれだけとっても、アミノ酸などに分解されるだけです。コラーゲンがそのまま体に入ったことにはなりませんから、美肌には無効なのです。

大切なのは、「タンパク質を消化吸収↓コラーゲンの生成↓美肌効果」という体内での化学変化とその因果関係です。

「内臓での消化」を中心に考えるのが、バイオケミストリーです。生体内（バイオ）で起こる化学変化（ケミストリー）は普遍の真理です。

普通の化学（ケミストリー）は化学式が同じだったら、それは同じ物質というだけで済まされますが、バイオケミストリーは体内において、どう化学的な代謝が行われるかに着目します。ここがケミストリーとバイオケミストリーとの大きな違いです。

アメリカでも日本でも、間違った食事法が広まっている

「はじめに」で、白米と玄米、どちらが健康にいいか、を説明しました。

白米は精米によって胚乳の部分だけが残った均一素材なので消化が早い。一方、玄米は胚や籾殻の一部が薄く残っている不均一素材なので消化時間がかかります。

消化に時間がかかるものは、体にも負担がかかる。バイオケミストリーではそう考えます。時間が余計にかかるということは、膵臓がインスリンを分泌している時間も長くなります。つまり**玄米を食べるということは、胃だけでなく、膵臓にも負担を掛けているのです。これがバイオケミストリーの考え方です。**

しかし、これまでの常識では、食後一気に血糖値が上昇する白米は体に悪く、血糖値の上昇が緩やかな玄米は健康にいい食材と考えられていました。

さらに、玄米は、胚や籾殻の一部が残っているため、ビタミンやミネラルが豊富で、体によいとされてきました。

残念なことですが、こういった間違った考え方は、日本でも広がっていると聞いています。

機内食で提供される「糖尿病食」の落とし穴

これは、私の実体験です。国際線の飛行機に乗ったときのことです。のちほど詳しく述べますが、私はマクロソミア（巨大児出産）という状態で誕生しました。その結果、私は糖尿病を患っていました。

ですから、キャビンアテンダントには、「血糖値を上げない糖尿病食」という機内食をお願いしました。

どんなものが実際に出されるのか、あなたはご存じですか？

航空会社はもちろん、専門家の指導を仰ぎ、特別な献立を用意しています。

私は目の前に出された食事を見て、愕然としました。

- **塩味がほとんどない鮭の焼き物**
- **つけあわせは、サフランライスとじゃがいもを蒸かしたもの**
- **全粒粉のパンにマーガリン**
- **甘さを控えたブルーベリージャム入りヨーグルト**
- **ケーキの代わりに、果物**

これが糖尿病の患者のために、特別に考えられたメニューだというのです。

残念ながら、**バイオケミストリーで考えると、焼いた鮭を除いては、真逆のような献立です。体内で糖に代謝されるものばかりです。**

せっかく用意してもらった「糖尿病食」だったのですが、私は一口も食べることができませんでした。

キャビンアテンダントが怪訝《けげん》そうな顔をしていたのを、今でも覚えています。

航空会社に依頼された専門家は、これまでの古い医学の常識をもとに、この「体内で糖に代謝される食材ばかりの食事」を考案したのでしょう。

そして、機内では、何千食、何万食と、糖尿病の患者にこのメニューが提供されたのかもしれません。

そう考えると、私は恐ろしくなりました。

このように、バイオケミストリー的に間違った食事法は、専門家の間にも蔓延しているのです。

バイオケミストリーで考える、糖尿病患者のための機内食とは

ここまで読み進めていただいている読者の方でしたら、バイオケミストリー的な機内食を想像できるかもしれませんね。

私が献立を作ったらこんな感じになります。

- **脂身がある牛肉**
- **つけあわせはブロッコリーとインゲン豆**
- **ケールなどの緑の濃い野菜とスライスしたアボカド、ドレッシングはオリーブオイル**
- **バターをたっぷり使ったスクランブルエッグとベーコン**
- **薄力粉の代わりにアーモンド粉を使用したクリームチーズケーキ**

アボカド、オリーブオイル、バターから十分なコレステロールを摂取し、卵、ベーコン、牛肉からたっぷり脂質を摂取します。人工甘味料をうまく使えば、クリームチーズケーキは砂糖入りのものと遜色ありません。また、アーモンドの粉を使うことで炭水化物の摂取量を抑えることができます。

バイオケミストリーでは、「低糖‐高ファコタン」の食事を目指しています。体内で糖に代謝されるものは極力使わない、もしくは代用品を選んで「低糖」を心がける。そして「ファ」はファット＝脂肪、「コ」はコレステロール、「タン」はタンパク質を高摂取することを示しています。

PART3で詳しくお話ししますが、私は「低糖‐高ファコタン」で多くの患者さんを改善に導いています。

アメリカ人は、不健康な食事ばかりをとっている

アメリカ人の食事をイメージする際、あなたの頭の中にはどんな食卓が描かれていますか？　巨大なステーキでしょうか？　もしくは、ビッグサイズのハンバーガーでしょうか？

確かに、レストランではステーキやハンバーガーがメインです。しかし、日常の食卓となると、違います。

アメリカ人だからといって、自宅でもハンバーガーやステーキばかり食べているというのは、韓国の食卓にはいつも焼き肉が並ぶというイメージと同じで、現実とは異なります。

もちろん、アメリカ人がステーキを食べるときは、「ステーキ500g」なんて当たり前といった勢いですけどね（笑）。

アメリカ人の朝食

アメリカ人の朝は忙しく、あわただしいのは、日本と変わりません。さっととれるもので済ませる場合がほとんどです。

パンやシリアル、ベーグル、ドーナツ、バナナ、蜂蜜やジャムを添えたヨーグルトなどが一般的な朝食となります。コーヒーや100%果汁のオレンジジュース、牛乳を飲むのも、一日の始まりの儀式みたいなものです。

アメリカ人の昼食

脂質をなるべく控えようと、ランチにはお肉をとらない人もいます。そんな人は、手作りのお弁当を持っていくことも多いでしょう。大きめのタッパーにレタス、トマト、にんじんなどの野菜をたっぷりというのも珍しくありません。つけあわせはポテトチップスだったりすることも。

「健康のための食事制限？　そんなの関係ない！」という人も少なくありません。日本でもなじみ深い大手ハンバーガーチェーンに足を運んで、バーガーとフレンチフライ、清涼飲料水が一緒になったミールセットをランチというのもありがちです。

アメリカでは、フレンチフライと清涼飲料水はお替り自由です。ちなみに飲み物のお替りが自由なのは、学校の給食でも同じ。ほとんどのレストランでも清涼飲料水のお替りは無料になっています。

アメリカ人の夕食

さて、夕飯はどうでしょうか。

育ち盛りの子どもさんがいるご家庭では、ロールパン、パスタ（ミートボール系のパスタが主流です）、マッシュドポテト、サラダが定番です。

デザートは日本と比べて3倍の量のアイスクリーム。しかも、チョコレートやカラメルシロップをたっぷりかけて食べます。

飲み物もすごいです。大きなグラスに何杯も清涼飲料水を飲みます。2ℓくらいのピッチャーに入った甘いアイスティーが添えられる食卓も。成人だったらビールを飲むこともあるでしょう。

「我が家はもっと健康的に食生活だ！」と異議を唱えるアメリカ人もいると思いますが、一般的なアメリカの家庭での一日の食事はこんな感じです。

食べる量は、平均的に日本人の2倍くらいと考えていただいてもいいでしょう。大食漢であることには違いありません。

アメリカ人の食事には、実は炭水化物が多すぎる

一般的なアメリカ人の一日の食事をご覧になって、どのような感想を持たれましたか？

そうです、**お肉をメインに食べていると思われがちのアメリカ人ですが、その実態は、炭水化物や糖類を過剰に摂取する食生活を送っているわけです。**

アメリカ人に肥満体型が多いのは、この糖にまみれた食生活こそが元凶です。

朝食やランチを健康食にしようという意識、努力は見て取れるのですが、明らかに間違った基準で食事をしているので、バイオケミストリー的に考えると、輪をかけて悪くなっています。

さらに細かく、アメリカ人の食事の誤りを見ていきましょう。

アメリカのパン

アメリカのパンは日本のものより小ぶりで薄いのですが、それでも一切れのパンには10

g以上の炭水化物が含まれます。

次はシリアルですが、1カップあたりのシリアルには、なんと55gもの炭水化物が含まれます。

健康意識が高い人は、カリウムが豊富なバナナを一本まるごとスライスして、シリアルの上に乗せてミルクをたっぷり……そんな朝食をとることもあるでしょう。

小ぶりなバナナでも一本に20gの炭水化物が含まれています。ミルクをたっぷりかけたとすると、200㎖くらいでしょうか。乳糖が入っているので、10gの炭水化物を追加されたことになります。

この朝食メニューの炭水化物量を計算すると、シリアル55g、バナナ20g、ミルク10g。ざっと計算しても、合計85gの炭水化物量になります。

私がクリニックで患者さんに指導している、炭水化物の1日の摂取量は30gですから、朝食だけで大幅に超えてしまうことになります。

余談ですが、アメリカでは「ハニーシリアル」という商品が売られています。これは、アメリカ心臓協会が推奨するシリアルです。

「小さい子どもがパパにシリアルを勧め、それをパパがうれしそうに食べる」という広告で有名なのですが、炭水化物の塊であるシリアルを、アメリカ心臓協会が推奨しているなんて、バイオケミストリーを大学で学んだ医師の私には、悪い冗談にしか思えないのです。

アメリカのヨーグルト

ジャムや蜂蜜などを加えていないギリシャ系ヨーグルトの炭水化物量は、1カップで6gと低いです。コレステロールやタンパク質もとれるので素晴らしい食材です。

しかし、アメリカ人は、そうしたプレーンのヨーグルトは、酸っぱくて苦手な人が多いのです。

そのため、一般の市販されているヨーグルトでは、食べやすいように果物の切り身、ジャムや蜂蜜などの糖質が加えられています。

当然ながら炭水化物量は増加し、ヨーグルトの17〜20%は炭水化物に化けてしまっています。

健康に意識の高いアメリカ人が、朝食でわざわざヨーグルトをとったとしても、その効果はないといわざるを得ません。

「ランチは野菜サラダだけ」の罠

「ランチは野菜サラダだけ」

健康志向が高いアメリカ人のなかには、そのような人もいます。これは日本でも同じではないでしょうか?

しかし、これは困ったことです。

ベジタリアンの方は驚くかもしれませんが、野菜サラダだけを食べる生活をするということは、「超便秘体質」を自ら作り上げているようなものなのです。

食物繊維が豊富なサラダは、腸の動きを活性化すると考えている人が多いかもしれません。

ブロッコリー、ホウレンソウ、ケールなどの緑黄色野菜の一部を除いて考えると、「野菜＝繊維質」です。

紙粘土を想像してください。繊維質を主体にした食事は、腸で紙粘土をこねている状態といっていいでしょう。つまり、腸の中で繊維質が詰まり、便秘になりやすくなってしまうのです。

また、にんじんやじゃがいもなどの根菜類には多くの炭水化物が含まれています。なぜなら、茎や葉を育てるエネルギー源の貯蔵タンクでもあるからです。

Mサイズ（200g）のじゃがいもには、15％以上の炭水化物が蓄えられています。Mサイズ（60g）のにんじんには、じゃがいもよりは少ないですが、それでも10％に相当する6gの炭水化物が含まれます。

つまり、**野菜しか食べないというヘルシーな食事をとっているつもりでも、知らない間**

に糖を体に入れてしまっているのです。

これが、サラダランチの真の正体なのです。

アメリカのハンバーガー

続いて、大手ハンバーガーチェーンのハンバーガーを見てみましょう。

バーガーは肉なのでコレステロール、脂質、タンパク質がとれますが、かなりの量の炭水化物がバンズ（パン）にあることを忘れてはいけません。

１２０ｇのバーガーだったら、４分の１にあたる30ｇが炭水化物に相当します。

クリニックで患者さんに指導している１日分の炭水化物量に、たった１個のバーガーで達してしまいます。

当然、昼食はバーガーだけでは済みません。Ｍサイズのフレンチフライは１２０ｇ程度なのですが、ポテトをすり潰したペーストを揚げているので、炭水化物の密度は高くなっています。実に40％以上に相当する50ｇの炭水化物が、Ｍサイズのフレンチフライには含まれています。

そして、追い打ちをかけるのが清涼飲料水です。1杯を350㎖とると、そこには40ｇもの炭水化物＝糖が入っています。お替りを1回すると、計80ｇです。

ざっと足し算しただけでも、**160ｇの炭水化物が、ハンバーガーのランチセットに入っている計算**になります。

これは、私のクリニックで患者さんに指導している5日分の炭水化物量になります。それほど、**ハンバーガーのセットは炭水化物の塊なのです。**

手軽に食べられておいしいのですが、体にとっては危険な食べ物というしかありません。

ちなみに、アメリカ人の大好きなピザには、一切れで30ｇ以上の炭水化物が含まれていることも、追記しておきましょう。

アメリカ人の日常的な食事を紹介しました。

バイオケミストリーでみると、アメリカ人の食事は不健康そのものです。

ぞっとするほどの炭水化物量を、日々摂取している人が多数いるわけですから、アメリカが肥満大国と呼ばれるのも、うなずけるでしょう。


しかし、すべてのアメリカ人が、こうした炭水化物量が多い食事をとっているわけではありません。

なかには、問題意識をもって、食事に気を遣っている人々もいます。

彼らは、ある健康食に注目しています。そう、それは「日本食」です。

世界長寿ランキング1位の日本食は
アメリカでは大人気

WHO（世界保健機関）が2018年に発表した日本人の平均寿命（男女）は84・2歳で

した。これは堂々の第1位で、2位のスイスと1歳近く差をつけた結果となりました。

日本は1980年代前半から、長寿国のトップとして走り続けています。

なぜ日本は、世界トップレベルの長寿国としての常連になっているのでしょうか？

もう、おわかりですね。そうです、日本食です。

一汁三菜を基本とした食事スタイルである「和食」は、健康的な活動を維持していくのに理想的なバランスです。

魚介からは良質なタンパク質と脂質をとれます。また、体のバランスを整えるビタミンも大豆類から積極的に取り入れることが可能です。卵を使った料理も多いので、コレステロールもばっちりです。

バイオケミストリーで理想とされる「低糖-高ファコタン」の要素がしっかりと含まれています。

日本はアメリカのように、糖質の多い清涼飲料水をがぶがぶ飲む文化ではありません。

日本人はお茶を食事の友としていますから、飲み物から糖質を摂取する割合も他国と比べたら低いでしょう。

こうした日本の食文化が、国民の長寿を後押ししていることは、間違いありません。

世界から注目を浴びる日本食

日本食は、2013年12月にユネスコ無形文化遺産に登録され、世界から大きな注目を浴びました。

観光庁が調査した訪日外国人の消費動向調査（2016年度）によると、「訪日前に期待していたこと」に、訪日外国人観光客の約7割が「日本食を食べること」と答えています。

また、日本貿易振興機構の調査（2014年3月発表）では、外国人の好きな外国料理の第1位は日本料理でした。その割合は66・3％で、2位イタリア料理の46・4％と、大差をつけてのトップです。

また、農林水産省の発表では、海外での日本食レストランの数は、2017年10月時点で約11万8000店となっています。前回調査（2015年）から比較して3割も増加しています。

ニューヨークでも、ここ近年で日本食を扱うレストランは急増しており、いつも客足が絶えていません。老若男女でにぎわっています。

驚かれるかもしれませんが、大半のアメリカ人は上手に箸を使って食事ができます。

「体によく、おいしい。ダイエットにもつながる」という日本食のイメージは、一般にも定着しているのです。

日本人の食事がおかしくなっている

海外ではブームとなっている日本食ですが、肝心の日本では、その食文化に乱れが生じています。

日本人の友人から、日本の食習慣の変化を聞くたびに、私は胸が痛くなります。

日本は、第2次世界大戦後から、アメリカや他の海外諸国の文化を取り入れてきた結果、ライフスタイルが欧米化していきます。「食」もその変化の代表です。**日本を長寿番付1位にしている、「高ファコタン」な日本食にアメリカ人が着目するようになる一方で、日本では欧米の炭水化物過多な食事を、日本風にアレンジして、ライフスタイルに取り入れていきます。**

日本人が大好きなハンバーガー・パスタ・ピザ

大手ハンバーガーチェーンのハンバーガーセットは、手軽で安く、日本ではなじみ深いものになりました。

すでにお話ししたように、ハンバーガー、ポテト、清涼飲料水というハンバーガーセットは、バイオケミストリーからみると最悪な献立ですが、これは、アメリカの食文化をライフスタイルとして日本人が取り入れてしまった、残念な結果のひとつです。

日本では、イタリアンも定番となりました。

余談ですが、アメリカよりも日本のイタリアンの方がデリケートな味付けになっています。本場のイタリアとともまた違った味わいです。日本人の味覚に合うようにアレンジされています。日本人の改良する能力は「食」でも大いに発揮されていると、感心します。

その日本風にアレンジされたイタリアンは、アメリカ生まれの私が食べても、とにかくおいしいです。けれども、パスタやピザの生地は炭水化物から作られています。ベーコンや魚介といった「高ファコタン」なトッピングをすれば脂質やタンパク質は補えそうですが、生地の炭水化物量は変えられません。

パスタに含まれる炭水化物量は25％です。パスタの盛り付け量にもよりますが、一人前が50～70gが平均ですから、もし60gでしたら約15gが炭水化物です。

ピザに含まれる炭水化物量はおよそ30％となります。一切れが100gだとしたら、そのうちの33gが炭水化物です。これだけで、私がクリニックで患者さんに指導している一日の摂取量30gを超えてしまいます。ピザだったら、一切れで終わりです。

日本人の朝食は悪化している

日本の朝食は、ご飯、野菜の漬物、焼き魚、卵に海苔、もしくは納豆、スープはみそ汁というのが一般的だったと聞きます。

納豆やみそ汁から植物性タンパク質がとれます。焼き魚には脂質やタンパク質がたっぷり含まれています。

塩分が過多なのは否めませんが、それ以外は、アメリカ人の朝食と比べると、従来の日本の朝食メニューはたいへん優れています。

しかし、今はパンやシリアルで朝食を済ましてしまう人が増えていると聞きます。世界がうらやむ食文化をなぜ捨ててしまうのか、私は残念でなりません。

消化代謝機能は人類共通です。もれなく炭水化物は（繊維質以外）糖質に代謝されてしまい、インスリンの分泌も免れません。

欧米化されたライフスタイルが日本人の「食」も変化させてしまいました。このままでは日本が、肥満大国になってしまう日もそう遠くはないかもしれません。

私が食事で病気を治す医師になったきっかけ

次の章では、私が患者さんを治療してきた症例を紹介しますが、その前に、なぜ私が食事療法で病気を治す医師になったのかをお話ししましょう。

そもそものきっかけは、自分の糖尿病を治したいと考えたからです。

私はマクロソミアという巨大児出産で産まれました。

インスリンは脂肪などの細胞を肥大させるホルモン物質です。妊娠中に母親が過剰に炭水化物を摂取して、血液中の糖質が高くなる食生活を続けると、必然的にインスリンの分泌量が増してしまいます。

それが胎児の発育に大きな影響を与えるのです。通常の乳児よりも異常に発育してしまう可能性が高まるのです。

そして、胎児のときから大量のインスリンを分泌し始めてしまいます。ただ、膵臓は一生の間に決まった量のインスリンしか生産できません。

つまり、生まれてくる子どもは、インスリンの貯金が減った状態で誕生するのです。インスリンの貯金が満タンな状態で生まれた人よりも早く使い切ってしまうので、将来、糖尿病になる可能性が非常に高くなってしまうわけです。

糖尿病を発症

1993年にニューヨーク・オステオパシー医科大学を卒業して、医師になりました。裕福な家庭ではなく、医大にかかる授業料や生活費は自分で稼いでいました。奨学金はもらっていましたが、**食生活は極めて質素。空腹を簡単に満たせるものとして、売店でいつでも買えるゆで卵サンド、バナナ、ヨーグルトをよく食べていました。**

当時は、これらの食事が体に悪いなどとは、まったく想像もしていませんでした。

一人前の医師になり、定時で働けるようになって、安定した収入を得るようになりました。それまでの質素な食事から、贅沢な外食もできる生活に、ようやくなったのです。必然的に炭水化物の摂取量は上がり、それにともなって私の血糖値は上がっていったはずですが、実は血液検査をするまでは気がつきませんでした。

医大在学中は、自分の血液検査をすることなどなかったのですが、医師になって初めて血液検査をしました。医者として自分の健康管理は必須だと感じていたからです。また、患者さんにだけ定期的に血液検査を勧めることがおかしなことに思えたのです。

戻ってきた血液検査の結果を見て愕然としました。標準値を遥かに超えていたからです。**標準値は80〜100なのに対して、私の血糖値は170と2倍の値。血圧も170／110と高く、標準的には40前後ないといけない善玉コレステロール値は31と低く、悪玉コレステロール値が高いことも明白でした。**

自分がマクロソミアで生まれたことは、私は母親から聞いていましたので、**糖尿病にならないように、医大在学中は十分に気をつけていたつもりでした。肉などもあまり食べず（これは経済的な理由が主でしたが）質素な食生活をしてきました。**

そのため、血液検査の結果が戻るまでは楽観的でしたが、突きつけられた現実は厳しいものでした。

これだけの数値が揃っていたら、即座に薬の処方と食事療法の開始となり、糖尿病患者としての生活がスタートします。

しかし、**糖尿病の処方薬で血糖値を抑えるということは、これから一生、薬に依存する生活になる。それは医師としては周知の事実です。薬に依存しないで、何とか対処したい**

と考えました。

糖尿病の従来の食事療法では、血糖値がいっこうに下がらない

さっそく、アメリカ糖尿病学会（ADA）が推奨する食事療法を開始しました。当時の食事は、次の通りです。

肉を食べるときは、脂身の多い部位は避けます。牛肉や豚肉は食べずに、鶏の胸肉を選びました。

もちろん、じゃがいもやにんじんなどの野菜を多く食べるようにしていました。

卵にはコレステロールが多く含まれているのでダメ。黄身は使わないで卵白だけのオムレツにする。

砂糖は最悪。血液検査の結果がでた当日中に、すべて処分しました。

でも、果物や蜂蜜などの自然の糖は体によいから、とる。

白いパンは悪だけど、全粒粉を使ったパンは体によいので、食べてもいい。

これらは医大で教わった、アメリカ糖尿病学会（ADA）が推奨する糖尿病の食事療法です。

医師として私が糖尿病の患者さんに指導するように、自分もこの食事療法を続けました。

しかし、食事療法を続けて4か月後、血液検査の結果は、期待を裏切るものでした。

170だった血糖値は下がるどころか、200まで上がってしまっていたのです。

善玉コレステロールは31が27まで下がり、血圧は上下ともに10ずつ上がって、180／120と悪化していました。

血糖値の上昇は心配だったものの、まだ薬に依存しないでいい範囲だと診断し、血圧とコレステロールの薬だけ飲んで、食事はこのままアメリカ糖尿病学会推奨のメニューを続けました。

アメリカ糖尿病学会推奨のメニューは、糖質摂取は1日135gまでOKです。全粒粉の小麦、麦芽、玄米などを推奨しています。砂糖はＮＧですが、果物や蜂蜜は積極的にとってもよい。牛肉、豚肉は禁止で、脂身のない鶏の胸肉は許可されている。

医師として私は、この食事療法を順守すれば、血糖値は下がると信じて疑っていませんでした。

その後、3か月ごとに血液検査を行いました。

善玉コレステロールと血圧は薬によって安全範囲で維持できていましたが、血糖値はまったく下がる気配すらありません。

バイオケミストリーとの再会

「糖尿病がどんどん進行している。これではいつ糖尿病の合併症が起きてもおかしくない」

そんな危機的な状況でした。

その頃はもう、**投薬だけでなく、インスリンの注射も行っていました。**

処方薬とインスリンの分量も増やしていきましたが、血糖値はいっこうに下がる様子がありません。

「何かがおかしい……」と疑いの念はますます深まります。

糖尿病のガイドライン通りに処方薬を飲んでも、食べたいものをがまんした従来の食事療法をしても、結果がともないません。とても納得できませんでした。

しかし、治療をやめてしまうわけにはいきません。

糖尿病が悪化しているという恐怖に直面しながら、医師として悶々とした日々を過ごしていた頃のことです。

休日に自宅の書斎で、医療ジャーナルに目を通していました。ふと、本棚のバイオケミストリーの教科書が目にとまったのです。

日本とは違いアメリカでは、医大に入る前に、四年制大学を卒業する必要があります。

医大を目指す学部生は、医大の入試に有利になるよう、A評定をもらいやすい科目ばかりを選択します。

しかし、私は優れた医師になりたかったので、**食物や栄養素、バクテリア、ウイルスがどう体に取り込まれて反応するのかを学んでおきたいと考え、バイオケミストリーやマイクロバイオロジーの授業を選択していました。**

こうした授業は、研究職志望の学生が選択するような専門性の高いものです。

医大に入る前に通っていたコーネル大学では、バイオケミストリーの授業はたいへん難しいことが学生のなかで常識でした。

私は、医大を目指す同級生からは、「変わり者」と思われていたようです。

大学時代の頃を思い出し、懐かしさに浸りながらページをめくっていきました。

自分のなかの医学の常識が崩れ落ちる瞬間

すると、「糖代謝」の文字が目に飛び込んできました。

この瞬間、なぜかわかりませんが、何かが降ってきたように、低糖質で高タンパク質のボディービルダー用の食事が頭に浮かんだのです。エナジーバーのイメージを頭に浮かべながら、**バイオケミストリーの教科書を読み進めました。**

「繊維質を除いた炭水化物はすべて糖に代謝される」ということを鮮明に思い出しました。

高校時代はボディービルをしていたこともあり、エナジーバーはなじみのあるスナック菓子でした。

食事療法を始めてからは、エナジーバーを口にすることもなくなり、キッチンの棚に放置して、そのまま忘れていました。

すぐにキッチンに行き、エナジーバーを探して、手に取ります。

筋肉をつけるためにタンパク質をとり、脂肪分を落とすために糖質を控える。とても理にかなっているように思えたボディービルダー用のエナジーバーですが、成分表を見て愕然としました。

糖代謝される、繊維質を差し引いた炭水化物をネットカーボといいますが、エナジーバーに含まれるネットカーボ量がすごく多いのです。

「ちょっと待てよ。ネットカーボが糖だとしたら、糖尿病用患者によいとされてきた食事はどうなんだ？」と、インターネットで調べ始めました。

まだ、インターネットが今ほど普及していない時代でしたので、調査は簡単ではありませんでした。数時間、没頭して調べ上げました。

果物の糖は体によいとされていましたが、実はまったくそうではありません。

バイオケミストリーの見地からすると、いったん咀嚼《そしゃく》された果糖は、砂糖と同じ「糖」でしかなかったのです。

私たちの体は、リンゴやオレンジに含まれている果糖と砂糖を区別しません。ヨーグルトにたっぷりかけて食べていた蜂蜜。80％が糖質でした。全粒粉のパンやパスタは、消化に時間がかかる分だけインスリンの分泌がダラダラと続き、膵臓には大きな負担をかけていました。

これまで体によいと信じて私がやっていたことが、全部、消化という視点で見ると、裏目に出ていたのです。

逆に、体に悪いとされていたコレステロールは、免疫や体に必要な物質を精製したり、生命維持のために必要不可欠な栄養素であることを、バイオケミストリーの教科書を読んで思い出しました。

コレステロールは動脈硬化と結び付けられており、脳梗塞、脳出血、心筋梗塞、狭心症などを誘発する悪の権化のような印象がありますが、例えば、脳の4分の1はコレステロールからできています。

また、細胞を守る細胞膜は、リン脂質、タンパク質、そしてコレステロールからできているのです。

さらに、コレステロールは人間の生命維持に不可欠なホルモンの原料にもなります。副腎皮質ホルモン、男性ホルモン、女性ホルモンなどの原料として、植物の消化・吸収に重要な胆汁の原料としても、コレステロールは欠かせません。

黄身を捨てて、タンパク質の量が少ない白身だけをとっていたことが、いかに無意味だったかを思い知りました。

肉は脂肪分が多いからと避け、その代わりに野菜を多く食べるようにしていましたが、根菜類には糖代謝される炭水化物が、清涼飲料水と同じくらいの割合で含まれていることも知りました。

私のなかにあった医学の常識が、ガラガラと音を立てて崩れていきました。

バイオケミストリーに基づいた食事療法を開始

これまで信じてきた医学に裏切られたような気持ちで、たいへんショックでした。皮肉にも、**医者である自分自身が糖尿病の進行を助けてしまっていたのです。自分の病気だけではなく、患者さんの糖尿病を治療するつもりが、かえって悪化させていました。体の震えが止まりませんでした。**

「今までの食事療法は間違っていた。では、何をどう食べたらいいのだろう？　何が体にとっての本当に正解なのだろう？」

こう真剣に悩みました。いま考えると、この瞬間こそが、NY式JECメソッドの誕生でした。

バイオケミストリー的に何を食べたらいいかを体系化し、自分自身を実験台にして、試行錯誤を繰り返しながら、いまのメソッドを確立させていきました。

最初の頃は、1日に摂取する糖質を100gほどにしていました。

しかし、血糖値の変化があまり見られません。そこで、80g、60gと徐々に減らしていきました。

ついに、1日30gまで糖質を落とさないと効果が出ないことがわかりました。

さらに、ゆで卵を1日に4個食べたり、鶏の胸肉ではなく、コレステロールと脂質に富んだ部位の牛肉を積極的に食べたりするようにしました。

根菜類の野菜は一切やめ、緑の濃いブロッコリーやホウレンソウなどに切り替えました。

血糖値が正常になり、薬とインスリンをやめられた

アメリカ糖尿病学会という絶対的な権威が推奨する食事療法を順守すること2年と1か月。まったく改善しないどころか、血糖値などの数値は悪化するばかり。

バイオケミストリーにのっとった食事に変えると、瞬く間に結果が好転し始めました。9か月が経過した時点で、血糖値は100に下がり、正常値の80〜100の範囲に落ち着きました。善玉コレステロールのHDLは標準値の40を遥かに上回る47となりました。

血圧は高血圧だったのが、この食事療法を始めてから低血圧に逆転。次の3か月で高血圧の処方薬をストップ。血圧値も正常範囲の値に落ち着いていきます。

健常者とまったく変わらない検査値。もう、健康への不安はまったくなくなりました。

バイオケミストリーをベースにした食事療法は、着実に確信に変わっていきます。

食事で病気を治す、予約4か月待ちのクリニックの誕生

身内、近しい友人と実践の輪を広げていきました。

そして、気がついた頃には、

「Dr・ジェイムズのクリニックにいったら、糖尿病の薬なんていらなくなる」
「今までのダイエットのように、食事の量を減らさなくても減量もできる」
「活力が増して毎日が充実する」
と、クチコミが自然とでき、話題になっていきました。

ここで少し、ダイエット効果について説明しておきましょう。

脂質をとっているのに、なぜ肥満が解決するのでしょう。これは、体の仕組みによるものです。

私たちの体は充分な脂質さえ常にとっていれば、脂肪を蓄える必要性がないと、体がそう判断するようになります。

いつでも脂質が入ってくるので、脂質の代謝が増して、余分な脂質を蓄えようとはせずに、エネルギーに変換してくれるようになるわけです。

結果、脂肪分が代謝され（燃焼ではありません）、体重が減ります。そして脂質がエネルギーに変換されるため、活力も増します。

バイオケミストリーに基づいた食事法は、健康になるだけでなく、お腹いっぱい食べな

がらダイエットできる食事法でもあるのです。

次の章で紹介しますが、バイオケミストリーに基づいたこの食事法を実践すると、糖尿病や肥満だけではなく、さまざまな病気や症状が改善され、治癒に向かいます。

20年経った今では、3〜4か月前から診療予約が満杯という状態になるまで、私の考案した食事法は広まりました。

もし、自分が巨大児として産まれてこなかったら。

もし、母親が妊娠時に炭水化物過多の食事をしていなかったら。

健常者として生まれた自分は、従来の医療に沿って、糖尿病の患者を診療していたことでしょう。もちろん、バイオケミストリーに着目し、新しい食事療法を考案することもありませんでした。

大袈裟かもしれませんが、この食事法を一人でも多くの方に伝えることが私の宿命、使命だと思っています。そして、この本が皆さんの健康改善に役立てたとしたら身に余る幸せです。

PART

3

【症例報告】20万人を治した食事法

症例

01

痛風の痛みは消え、糖尿病は正常値に

女性／65歳／療法期間6か月

65歳になるシンディーさんは、痛風からくる関節炎に長年悩まされていました。**手首や肘の関節の痛みは耐えがたいほどで、寝付けない夜もあった**そうです。医師から処方された薬を飲んではみるものの痛みは治まらず、セカンドオピニオンを求めて私のクリニックに来院されました。

話を聞いてみると、シンディーさんは医師の勧めから、甘いもの、脂っこいもの、コレステロールの高いものを制限した食事をしていました。

朝は砂糖がついていないシリアル、バナナやブルーベリーといった果物をヨーグルトと一緒に。お昼はレタスやにんじんなどの野菜が多く入ったパスタサラダですませて、夜は鶏の胸肉や寿司ロールなどを中心に食べ、デザートはがまんです。

食事を健康志向に変えたのに、いっこうに治まらない痛み。

「薬も飲んでいるのにどうして？」というシンディーさんの話に、私は「いまあなたがとっている食事には、実は大量の糖質が含まれています。そして、それこそがあなたの病気の快方を遅らせている原因です」とお話ししました。

大きなショックを受けたシンディーさんは、「これは医療ミスだ」と怒り心頭で、以前にかかっていた病院と医師を訴えそうな勢いでした。

シンディーさんの治療は、これまでの食生活を一新することから始まりました。

野菜だったら体内で糖にかわりやすい根菜類をやめ、ホウレンソウやケール、ブロッコリーなどの緑黄色野菜を食べるよう心掛けてもらい、卵や牛肉などからコレステロールや脂肪分を積極的に摂取するようにしてもらいました。

すると、**1か月後には痛風の痛みがほぼなくなり、痛み止めを必要としないほどに改善しました。**

また、痛風だけでなく、糖尿病も患っていたシンディーさんですが、常に異常値を示していたヘモグロビンA1cや血糖値などの項目も、6か月後にはすべて理想的な数値に落

[症例1]

計測値	開始時	6か月後	一般基準値	JEC基準値
体重	112kg	91kg		
ヘモグロビンA1c	7.6	5.8	7.0	5.7
血糖値	171	120	←120	80-100
中性脂肪値	180	62	←150	←100
HDLコレステロール	32	54		59+

ち着きました。

血糖値も170から120の正常値に改善されたため、インスリン投与もまったく必要なくなりました。

さらに、それまで処方されていた2種類の薬は投与量が半減し、他の3種類の薬は処方すら要らなくなってしまったのです。

長年悩まされていた痛風の症状は、食事を変えるだけで、跡形もなくスッと消えてしまいました。

シンディーさんは明るい日常生活を取り戻したのです。

症例 02

多嚢胞性卵巣症候群で流産を繰り返したが、わが子を無事出産

女性／34歳／療法期間6か月

多嚢胞性《たのうほうせい》卵巣症候群とは、子宮内にブドウの房のような小さな嚢ができてしまう病気です。**34歳のアマンダさんは、妊娠してもこの病気のためにいつも流産を繰り返していました。**

「今度は大丈夫ではないか？」と期待していても、突然、下腹部に気を失ってしまいそうなほどの鋭い痛みが襲って、流産してしまうのです。

それでも自分で子どもが産みたいアマンダさんは、何か方法はないものかと何軒もの病院を訪ねました。

しかし、医師からは「代理出産で子どもを産むか、それとも養子をとるか。選択肢はその2つしかありません」という返事が返ってくるばかり。

アマンダさんの体を気遣うご主人も、代理出産や養子縁組を真剣に考えるようになって

いました。

そんな状況のなか、アマンダさんがラストトライのつもりで訪れたのが私のクリニックでした。検査をしたところ、アマンダさんのインスリン分泌量は32。かなり高い数値でした。

私はまず彼女に1日30gまでの糖質制限と、コレステロール、脂質、タンパク質をたっぷりととるように指導しました。

というのも、多嚢胞性卵巣症候群の患者さんは肥満体質になりやすく、適正な体重にダイエットすることで出産しやすい体になることが予測できたからです。実際、彼女の体重は97kgもあり、ダイエットが必要と思われました。

そのときアマンダさんは「本当に食事だけで妊娠できるようになるんだろうか」と、私の指導に内心疑わしく思っていたそうです。しかし、ほかの医院では「妊娠は不可能だ」といわれていたので、この方法に賭けるしかないと心に決めて実践されました。

1か月ほどした頃でしょうか、効果が徐々に出てきました。まずはパンツのお腹周りがゆるくなりはじめました。といっても、食事の量が変わったわけではありません。

これまでアマンダさんはピザやパスタ、パンやフライドポテトなどをたくさん食べていたのですが、今回糖質は1日30gまでと制限したため、これまでのようには食べられません。

かわりに、卵や肉類、緑黄色野菜（ホウレンソウ、ケール、ブロッコリー）を中心に、お腹いっぱい食べてもらったのです。その後も**パンツのお腹周りはどんどんゆるくなり、6か月後にはマイナス22kgもの減量に成功されました。**

「あんなにたくさん食べたのに……」とアマンダさん自身が不思議がるほどの成果でした。

この時点でインスリン分泌量は32から7になり、子宮の壁を覆っていた嚢胞も見事に消滅、受精卵が着床しやすい環境が整い始めました。その結果、**10か月後、アマンダさんは**

[症 例 2]

計測値	開始時	6か月後	一般 基準値	JEC 基準値
体重	97kg	75kg		
インスリン	32	7		← 10
ヘモグロビン A1c	7.6	5.8	7.0	5.7
血糖値	144	92	← 120	80-100
中性脂肪値	205	32	← 150	← 100

妊娠中毒症や合併症も一切経験することなく、見事に自然分娩で健康な女の子を産みました。

「男の子だったら、ジェイムズと名前を付けたかった」というぐらい、喜びに満ち、感謝をされました。

症例03

冠動脈疾患だったが健康になり、23kgの減量にも成功

女性／67歳／療法期間12か月

2回の脳卒中と1回の心臓発作を経験しているサリーさんの症例をご紹介します。

冠動脈疾患という病名で、早い話、心筋への酸素不足で発作を起こしてしまう病気です。

また、比較的高齢でありながら肥満体型でしたので、車椅子なしには日常生活が過ごせない状態でした。

しかも常に酸素呼吸器を必要としてしまうため、かわいいお孫さんと一緒に公園に行って遊ぶことですら、サリーさんにとっては夢物語でした。

彼女の体は、車椅子でしか動けないほど体力が衰えており、酸素吸引なしには生活ができないばかりか、軽い発作は頻繁に起きていました。いつ命に関わる発作が起きてもおかしくない危険な状態が続いていたのです。

もちろん、遠方に旅行することなど考えられません。なんとか、日々の生活を楽にし、

人生を楽しく生きたいと願ったサリーさんは、最後の望みをかけて、私のクリニックに来院しました。

サリーさんの場合、車椅子での生活だったことから、心肺機能はもとより筋力、体力の衰えが著しくみられました。まずは体質改善が急務だとサリーさんを診て感じました。

そこで筋力をつけるために、脂質、コレステロール、タンパク質に意識をおいた食事メニューを処方したのです。糖質は当然一日30gまで。2か月ごとに検診をしながら慎重にサリーさんの体力の回復を目指しました。

NY式JECメソッド食事術への転換はぎこちないものでしたが、絶対に体をよくしたいという一心で、サリーさんは食事術に真剣に取り組みました。すると、彼女の体に明らかな変化が次第に生まれ始めます。

例えば筋力回復のリハビリとして取り組み始めた自力での車椅子移動。

サリーさんの家は緩やかな坂道に面していて、これまでのサリーさんであれば、長女のジョアンさんに車椅子を押してもらわないと登り切れませんでした。

それが**食事術に2か月ほど取り組んだ頃、娘さんとお孫さんのケリーちゃんとおしゃべりをしながら外に出ていたとき、気がついたら、自力で坂を登り切ってしまっていた**そうです。そのときジョアンさんはハラハラしながら、「頑張れ、お母さん！　もう少しよ！」と、心の中で叫んでいたそうです。

そしてついにサリーさんが坂を登り切ったとき、思わず涙ぐんで言葉に詰まってしまったそうです。「お婆ちゃん、やった～！」とケリーちゃんに抱きつかれるサリーさん。NY式JECメソッド食事術を2か月頑張った結果です。

この出来事を期に、サリーさんの症状は加速的に回復していきます。

特に体力面での回復は著しく、**6か月後には自分の脚で歩き回れるまでになっていました。**薬も11種類処方されていたのに、6か月後には3種類に減りました。しかも、量は今までの半分です。1年後には2種類しか処方薬が必要なくなるほどの改善がみられました。

体重についても100kgを超していたのが、6か月後には84kgに減少し、1年後には78kgにまでなりました。なんと、1年で23kgもの減量です。

[症例3]

計測値	開始時	6か月後	12か月後	一般基準値	JEC基準値
体重	101kg	84kg	78kg		
血圧	98/60	128/72	132/78	130/80以下	130/80以下
血糖値 グルコース	242	151	118	←120	80-100
中性脂肪値	372	68	42	←150	←100
HDL コレステロール	44	37	61		59+

サリーさんの場合、冠動脈疾患という時限爆弾を抱えているため、運動を主体とした減量はリスクが高すぎます。

そんな場合でも、炭水化物中心の食事をやめ、脂質、コレステロール、タンパク質中心の食事に変えただけで、快方に向かうことが示された症例でした。

NY式JECメソッド食事術に変えて1年。今では夢だった、**可愛いお孫さんと公園で楽しいひとときを過ごせるようになり、毎日を幸福に過ごしています。**

症例
04

専門クリニックでも治らなかった炎症性腸疾患が食事で完治

女性／59歳／療法期間3か月

リンダさんは会計事務所で管理補佐を務めていましたが、3年前から炎症性腸疾患に悩まされていました。特有の症状である膨満感、腹痛、下痢が一日中断続的に続いていたのです。

会議や打ち合わせの途中でも突然腹痛や下痢になります。途中で10分以上も席を外すこともよくありました。

必然的に打合せは非効率的になり、メールでのやり取りが中心になっていきました。**腹痛や、下痢でないときは、常に膨満感に苛まれ、仕事に集中できない状態です。**

当然ながらケアレスミスも多くなり、管理補佐としての仕事もままならないばかりか、日常生活にも支障をきたすほどだったといいます。

専門のクリニックに複数通院する毎日を送っていましたが、症状はいっこうに回復しません。CT、超音波測定、内視鏡など、いくら検査をしても、彼女の体には異常がまったく見られませんでした。

そのため薬で症状を軽減する以外には方法がない状態だったのです。

「このままでは仕事もプライベートもめちゃめちゃになってしまう……」と心底不安になったリンダさんは、知人から紹介され私のクリニックへ来院することになりました。

リンダさんのこれまでの食事スタイルを聞いたところ、朝食は果物が中心で、ランチは忙しいと抜いてしまうことも多々あったそうです。

また、間食もよくしており、50代になってからは健康に気をつけようと、夕食は脂身の少ない肉を選び、じゃがいも、コーンなどの炭水化物が中心の食事をしてきたことがわかりました。

穀物類も全粒でグルテンが入っていないものを選ぶなど、典型的な健康志向の食事スタイルでした。

私は、この食事スタイルを一刀両断。新しい食事法として、まるで逆のNY式JECメソッド食事術をリンダさんに指導したのです。

炭水化物（糖質）の一日あたりの摂取量を30ｇに抑え、脂質、コレステロール、タンパク質を積極的にとる。

これまでと全然違う食事術なので、正直リンダさんには不安もあったそうです。しかし徐々に改善されていく自身の体に驚きを覚え、それがモチベーションとなって続けることができたそうです。

その結果、まず、**絶えず膨満感があったのが、2週間ほどで薬を飲まなくてもがまんできるほどに軽くなりました。**

依然として腹痛や下痢はあったものの、それも2か月目には頻度が半分以下に減り、3か月後には下痢は1か月に1回程度に激減し、他の症状はすっかり消えてしまいました。

その後、**症状はほぼ全治し、職場での信頼も回復。不安でいっぱいだった仕事も今では充実感に満ちているそうです。日々を楽しく過ごしていると聞いています。**

症例

05

炎症性腸疾患が1か月でよくなり、うつ病の薬もやめられた

男性／32歳／療法期間2か月

スティーブさんは建築現場で働いています。しかし仕事やプライベートでの悩みも多かったようで、あるとき心の調子を崩してしまいました。

うつ病と精神科で診断され、処方を受けたものの精神はいっこうに落ち着きません。むしろ不安ばかりがつのって症状はどんどん悪化していきます。

また原因不明の下痢を繰り返すことも増え、建築現場での仕事もままならず欠勤せざるを得ないほどまでになってしまいました。

CTや超音波測定、内視鏡検査と、検査を重ねるものの腸に異常は見つかりません。「このままずっと治らないのかもしれない……」と希望を失いかけていたスティーブさんですが、あるきっかけで知人から私の話を聞き「もしかすると、この医師なら治してくれるかもしれない……」と私のもとを訪ねてきたのです。

まず私はスティーブさんに普段の食生活について話を聞きました。

すると、彼は、異常なまでにハンバーガーなどのファストフードが大好きで、日本ではセットメニューとして知られているコンボミールに清涼飲料水を何杯もお替りするような食事を長年続けてきたことが判明しました。

私がクリニックで指導している1日あたりの糖質摂取量は30gですが、スティーブさんは1回の食事で、150g以上の計算になる糖質を摂取してきたことになります。

つまり、**炭水化物（糖質）の過剰摂取こそが、スティーブさんの炎症性腸疾患とうつ病の両方を招いていたのです。**

そのことを話すと、スティーブさんは私が勧める2か月の食事改善を決意しました。

ファストフード中心の食生活を改め、脂質やコレステロールを積極的に取り入れるようにしたところ、**1か月ほどで炎症性腸疾患の症状はほぼ完治してしまいました。**

同時に、うつ病の薬も飲むのをやめてもらいました。スティーブさんは、食事を変えるだけで一切のストレスから解放され、見違えるように心身ともに元気を取り戻したのです。

一般的な医学しか知らない医師には、スティーブさんの症状に対しては薬の処方とストレスの少ない仕事に変えるように、といったアドバイスしかできません。

すべての病気がそうだとまでは言いませんが、食事の方法を変えるだけで改善される病気が多いことをこの症例は示しています。


ちなみに、アメリカのほとんどのファストフードのお店では、清涼飲料水は飲み放題です。お替りは何度でも無料。ついついガブ飲みしてしまいます。

糖質摂取量はバーガーのバンズ（パン）、フライドポテト、清涼飲料水の組み合わせで軽く100gを超えてしまいます。

清涼飲料水が大好きなスティーブさん。誘惑に負けないようファストフードには行かないのが一番と、レストランでNY式JECメソッド食事術にあったメニューを選ぶようにしているそうです。

症例
06

人工肛門の手術を回避でき、大腸炎は完治

男性／25歳／療法期間10か月

先のスティーブさんより若く、潰瘍《かいよう》の痛みと下血《げけつ》に悩まされながら日常生活を繰り返してきたのは25歳男性のジャスティンさん。

その痛みやストレスによって、もはや、日常の生活すらままならない状態にまで陥り、障害者認定されてしまうほどの重い症状でした。

大学を卒業し、就職。仕事にも慣れ、職場の仲間たちと楽しいソーシャルライフを満喫していた矢先、今から約1年半前に症状が現れてきました。

腹部の痛みが慢性的だったことから内視鏡検査をしており、大腸に複数の潰瘍があることは本人も承知していました。**治療のためには炎症部位の摘出が必要で、人工肛門が避けられないとの診断を複数の病院から受けた**そうです。

腹部に穴をあけて糞便を袋に入れる人工肛門をつけた生活を強いられるなんて……。

「まだ、25歳。人生これからというところなのに……。人工肛門にはなりたくない」

そんな不安と恐怖を感じたジャスティンさんは、「食事だけで大腸炎を治してくれると知人から聞いた」と私のクリニックに深刻な面持ちで来院したのです。

これまで、ジャスティンさんは他の病院から経口ステロイドとアサコールという炎症抑制剤を処方されていました。また、後天性の乳糖アレルギーがある患者でもありました。

そこで私は直ちにNY式JECメソッドの食事を実施してもらうことにしました。

酪農製品の摂取を制限した上で、卵や肉を中心にした食事に切り替え、糖質量の多い穀物、果物が食材の食事は徹底して控えてもらったのです。

すると、**4か月半後には、日常生活に支障をきたすほどだった胃潰瘍の痛みや下血が、月に一度あるかないかにまで軽減されたのが確認できました。**体も本来の活力を取り戻し、みるみる元気になっていったといいます。

さらに、**10か月が経過する頃には、人工肛門を余儀なくされるほどだった炎症は大幅に軽減され、人工肛門にする手術は不要と診断され、ジャスティンさんは安堵していました。**

経口ステロイドの処方は中止したものの、最初の症状が深刻でしたので、炎症抑制剤はそのままの処方を継続してもらいましたが、1日3回の服用を1回に減らすことに見事成功。

初診から5年経過した今では、大腸炎は完治。影も形もないそうです。

一時は障害者認定までも受けたジャスティンさんですが、今では健全な生活を送り、活気にあふれた素晴らしい人生を歩んでいます。

ジャスティンさんは、食事療法に取り組んでいる時期に知り合ったブリアナさんと1年前にめでたくゴールイン。

ブリアナさんのお腹には長男のデーブくんがいるそうです。家の裏庭で一緒にバスケットボールをするのが夢だとうれしそうに話していました。

症例
07

40年間苦しんでいた大腸炎の薬をやめられた

女性／60歳／療法期間14か月

60歳女性のダイアンさんは、実に40年間という長い歳月にわたって大腸炎と闘ってきました。20歳前後で大腸炎になり、以後、ずっとその苦しみに耐えてきたのです。

大腸炎になる患者は20代に発症することが多いので典型的な症例ともいえますが、日々ふいにやってくる潰瘍性の痛みに40年も耐えてきた辛さを思うと、心が痛みます。

40年間で、20回以上も入退院を繰り返してきたそうです。痛みと下血で日常生活がままならないこともしばしばあり、50歳になってからは、家の外に出ることさえできなくなってしまいました。なんとかして大腸炎の苦しみから逃れたかったそうです。

しかし、ついに障害者認定されてしまったのです。ダイアンさんは、**大腸炎とクローン病に効果がある注射薬剤に加え、経口薬剤も服用していましたが、長年薬に依存してきたことから副作用が発症**するようになっていました。

もはや、彼女の体はステロイド剤しか処方できない状態にまで深刻になってしまっていたのです。

「このままでは、大腸摘出して人工肛門しかない」

そんな切迫した不安を抱えていたとき、ダイアンさんは私のクリニックを知人から教えてもらったそうです。

クリニックにいらっしゃったダイアンさんは、40年間の苦しみと、これまでの治療を私に話してくれました。

私は大腸炎が完治しない理由として彼女の食事を取り上げ、これまでのパスタ中心の食事をやめてもらいました。

彼女は後天性の乳糖アレルギーだったので、牛乳、チーズ、バターなどを摂取できませんでしたが、卵や肉を中心にした、低炭水化物（糖質）・高ファコタン（高脂質・高コレステロール・高タンパク）のNY式JECメソッドの食事に切り替えてもらいました。

すると、**6か月経過した時点で、毎日のようにやってきた潰瘍性の痛みや下血は、1週間に一度あるかないかにまで頻度が激減。**ステロイド剤は他の内臓に負担を掛けるので、症状が軽減したのを確認できたところで処方量は半分に減らしました。

8か月もすると、潰瘍性の痛みと下血は月に一度の頻度になったので、ステロイドの処方も停止し、食事のみで病状回復に臨みました。

14か月後には、潰瘍性の痛みや下血はまったく起こらなくなり、日常生活に支障をきたすことはなくなりました。その後もNY式JECメソッド食事術と定期的な検診を続けていくと、40年の長きにわたってダイアンさんを苦しめた炎症は確実に完治の方向に進んでいったのです。

2年間が経過すると炎症の痕《あと》はまったく検知されなくなりました。ただ再発しないようにと、NY式JECメソッド食事術を継続しているそうです。そのおかげなのか、大腸炎の再発の傾向はいっこうに見られません。

症例 08

アトピー性皮膚炎で20年間、悩まされてきた痛みとかゆみが消えた

男性／43歳／療法期間4か月

20代前半でアトピー性皮膚炎を発症し、それから20年にわたって炎症などの痛みやかゆみに苦しみ続けてきた、現在43歳のパトリックさん。

アトピーが悪化すると皮膚が硬くなり、割れて傷口が開いてしまうこともよくありました。**寝ているときなど無意識に掻きむしり、朝起きたら傷口から血がでていてシーツが血だらけということも珍しくなかった**そうです。

アトピーの厄介なところは、傷口からバイ菌が入り込んで二次感染することです。彼の場合も例外ではなく、二次感染で病院に入院することも数回あったそうです。

そうなると仕事も休まなくてはならないため、アトピーが悪化することにとても恐怖を感じていました。いつもかゆさをがまんし、寝ている間にかゆくて掻きむしりませんようにと祈りながら寝る毎日だったそうです。そんな生活に疲れはて、大きなストレスを感じ

ていたのです。

だからこそパトリックさんは、どうにかしてアトピーの症状を軽減させようと、さまざまな医師のもとを訪ねました。そして、ありとあらゆる処方薬を試してきました。「グルテンフリーの食事に切り替えてアトピーが軽減した、完治した」という話を聞けば、スーパーで買うものはすべてグルテンフリーにしたりもしました。

しかし、何をいくらやっても、まったく改善の見込みがありません。

一般的には、アトピーにはステロイド系（処方薬）が効くとは言われますが、体質のせいなのか、彼には、いっさい効果がありませんでした。

かさぶたや傷あとでボコボコになってしまった腕を見ながら、**「自分は残りの人生、かゆみや痛み、ひっかき傷からの二次感染症を恐れながら生きていかないといけないのか……」と、不安がピーク**の状態の頃、彼は私に出会いました。

パトリックさんの日常の食生活は、グルテンフリーのパンやパスタの食事が中心でした。また、ここ数年間は、新鮮なオーガニック食材を扱っているちょっと高めのスーパーで買った野菜などもよくとっていました。

ステーキやハンバーガーは食べずに、肉を食べるのだったら鶏の胸肉、卵焼きは卵白のみ。

朝食は、牛乳をやめ野菜と果物をたっぷり仕込んだスムージーと、カリウムが豊富なバナナ。ランチは、フルーツが入ったヨーグルトに蜂蜜をかけて食べるのが日課だったそうです。まさに食育のお手本的な食事を、お金を惜しまずにしてきたのです。

しかし、私は、その食事こそがアトピーを悪くしていると断言して、これまでの真逆とも思えるようなNY式JECメソッドの食事への切り替えを勧めたのです。

そして、処方薬を服用するだけでは、アトピーの症状を抑えることはできても、病状の進行を止めるのは難しく、アトピーは治らないと話をしました。私の言葉にパトリックさんは混乱しているように見えました。

そこで私は、パトリックさんの食事にはコレステロールが絶対的に足りないという話をしました。彼が意図的に摂取量を抑えた食事をしてきたからですが、一般的な治療では「コレステロール摂取を抑えた食事」をするように患者さんに指導するからです。

しかし私の経験によると、コレステロールの摂取量不足はアトピーと強く関係しています。というのも、コレステロールはホルモンをつくる主原料であるからです。コレステロールの摂取量が少なければ、原料不足となり体内でホルモンが作られる量も減少します。するとホルモンバランスが乱れて肌荒れが始まり、ついにはアトピーにまで進んでしまうのです。

実際、私が診た患者さんの多くはパトリックさんと同じで、コレステロールの摂取量が不足した食生活を送っていました。

パトリックさんは私の話に耳を傾けてくれ、NY式JECメソッドの食事術を実践することにしました。

ガサガサ、ボコボコになり、かゆみから引っ掻き傷ができ、血が滲むほどにひどかったアトピーですが、**食事改善を続けて4か月。**

何をやっても治らず、20年も悩み続けてきたアトピー肌のボコボコが消え、スッとした手触りが肌によみがえりました。

これにはパトリックさんも驚きを隠せず、NY式JECメソッド食事術の凄さを実感したそうです。

それからというもの、彼は2年間ごとの定期検診を継続しています。その後、**アトピーの再発は一度もありません。**

夜寝る前に皮膚を掻きむしらないようにと祈る毎日から解放され、ストレスが一気になくなったと、自信が戻った笑顔で話してくれました。

パトリックさんのケースのように、実はアトピーの患者さんには薬はほとんど必要ないことが多いのです。

重視すべきは食事であり、コレステロールを効率的にとることで治ることが多いということをこの症例は教えてくれます。

症例
09

10年間も治らなかったアトピー性皮膚炎が消えた

女性／32歳／療法期間6か月

アリソンさんは、**大学を卒業してまもなくの頃、アトピーを発症**しました。

当初は、「社会人になって生活環境が変わり、それで体のホルモンバランスが崩れて、アトピーが発症したのだろう」程度にしか思っていませんでした。

しかし、社会人になって月日が経ち、大学生活とは違うリズムに慣れたにもかかわらず、状態はいっこうに改善しません。

「この状態では、とても自信をもって人と接することができない……」

そう思った彼女は、ようやく病院に行くようになりました。

初診時には、アメリカのテレビ宣伝でよく目にするシングレア、アレグラといった抗アレルギー薬のほか、ステロイド軟膏なども処方されていたそうです。しかし、目に見える効果は一切現れません。

それでも薬を飲んでさえいればいつかは治るだろうと信じていたアリソンさんでした

が、**その後10年近く過ぎた時点でもアトピーが治ることはありませんでした。**

ところが、彼女が30歳を過ぎた頃、ある偶然が起きます。

アリソンさんの友人の知り合いが私を主治医にしていたのです。

その知人は特に体に問題があるわけではなかったのですが、私の食事法で5kgの減量に成功していました。

アリソンさんは、その知人から私が、「アトピーの治療をやっていて、しかも処方薬に頼らないで患者さんを治した」という話を聞くと、最初は耳を疑ったそうです。なにしろ自分は10年も処方薬を使って改善しなかったのですから。

しかし、これまで薬では治らなかったという事実もあるので、半信半疑ながらも友人の知人経由で私にアポイントをとってきたのです。

あいにくクリニックの予約は3か月先まで埋まっており、すぐには診察できない状況でした。しかし、患者さんからの紹介ということもあり、なんとか2週間後に時間をつくって彼女に会うことにしました。

アリソンさんもまた、健康な食生活について間違った思い込みをしていました。

特に糖質制限に対しての誤認識が顕著で、食生活の間違いこそが、アトピーを悪化させていることを丁寧に説明しました。

そしてパスタや根菜といった糖質が高い食材での食事はすぐにやめてもらい、卵や脂身の多い肉を積極的にとる食事に切り替えてもらったのです。

ホルモンバランスの乱れも気になっていたので、私の指導の元、脂質やコレステロールを積極的に摂取するという、これまでとは真逆の食生活になりました。

例えば、お寿司を食べに行っても、アメリカ人が大好きな「ドラゴンロール」という甘いタレがかかった巻物は絶対に口にしないようにしてもらいました。

その代わりにとってもらったのは、サーモンやトロなどの脂身があるお刺身セット。もちろん、ご飯は何口かだけに気をつけるようにしました。

シリアルやスナック類やパスタは、糖質が極限まで抑えられた食材を販売しているスーパーとオンラインショップを勧めて、そこで買うようにしてもらいました。

高ファコタンを意識した食事なので、卵を1日3〜4個食べてコレステロールを意識的に摂取してもらいました（例：朝2個、昼1個、夜1個で合計4個）。

そして肉やお刺身などから脂質を、卵からコレステロールを効率よく摂取するように気をつけながら**3か月が経った頃、驚くべきことが起きました。**

これまで数々の処方薬を試し、10年間続けても治らなかったアトピー性皮膚炎が、まるで嘘のように治り始めたのです。

かさぶたがはげ落ち始め、その下には普通の肌が見えるようになりました。そして、**6か月後には、アトピーでガサガサだった肌が普通の肌に生まれ変わってしまいました。**

アリソンさんは、32歳になって本来の肌を取り戻し、女性としての自信も取り戻せました。女性としての幸せをかみしめながら生活できているそうです。

アトピーを患っていた取り戻せない10年間。もしもっと早くこの食事術を実施できていたら、もっと自分に自信を持って、楽しい20代を過ごせたのかもしれません。それだけが悔やまれると言っていました。

症例
10
喘息の発作がなくなり、家族に笑顔が戻った
女性／9歳／療法期間4か月

ベッキーちゃんのケースをご紹介します。**4歳の頃から喘息を発症し、年々、病院の緊急室に担ぎ込まれる頻度が増すようになってきました。**

ご両親も娘を喘息の苦しさから解放させたいと、いくつかの医師をあたっていましたが、処方されるのは、ジルテック、シングレア、アルブテロール、吸入ステロイドといった、喘息に処方される一般的な薬だけでした。

しかし、こうした薬を処方しても様態はいっこうに回復しません。**発作が起きたらたいへんなので外で遊ばせることもできず、ベッキーちゃんは毎日、ずっと部屋でおとなしくしている生活**だったようです。

9歳といったら、感受性が豊かで何でも楽しく感じる時期でもあります。友達と笑い転げて遊ぶのが仕事といってもよい年頃でしょう。なのに、彼女は静かに家で過ごさないと

いけなかったのです。

そんな状況下、勤務先の会社の業績不振がきっかけで、お父さんが新しい職場に移ったことから医療保険契約も変わってしまいました。これまで通院していた病院に行けなくなってしまったのです。でも、職場が変わったことで、ベッキーちゃんの命運は大きく変わります。

オバマ前大統領の医療保険改革でご存じの方も多いかと思いますが、アメリカには日本のような社会保険や国民医療保険がありません。

会社で加入する医療保険や個人加入の医療保険によっては、病院や、受けられる診療や治療も制限されてしまいます。これがきっかけで、保険が切り替わる前に主治医から、私を紹介されたのです。

もし、お父さんが仕事を変えていなかったら、そのまま主治医からは同じ薬を処方され、外に遊びに行けない、静かな生活を強いられていたはずです。そう考えると、私とベッキーちゃんは、お父さんの転勤がきっかけで運命的な出会いをしたともいえます。

ベッキーちゃんが日頃食べているものについてご両親に尋ねたところ、野菜や果物を中心にした食生活をしていました。またグルテンフリーではあっても糖質が多い甘いお菓子なども頻繁に食べていました。野菜や果物が中心ということは、つまり、糖質中心といえます。

外で友達と遊べないベッキーちゃんの楽しみは、グルテンフリーのお菓子やデザート。クッキーを牛乳に付けて食べるのが大好きでした。

脂質を抑える成分調整された牛乳ですが、乳糖はそのまま。飲みやすくするために糖質は逆に多い牛乳でした。必然的に糖質過多状態で5年間を過ごしてきたことになります。

私はご家族の協力のもと、NY式JECメソッド食事術をベッキーちゃんに実践してもらいました。小さいお子様の場合、ご両親や家族の方の協力なしには食事療法は不可能です。ご両親やご家族の方の食事も一緒に切り替えることになります。

彼女の家族にとっては大きなライフスタイルの変化になりますが、全員が一丸となってベッキーちゃんのために、食事内容を切り替えたそうです。

9歳ということで体は成長過程でしたから、決して痩せすぎることがないよう糖質の摂取量は一日75gと多めに設定しました。そして、卵からコレステロール、牛肉や魚から良質な脂質とタンパク質を効率よく摂取できるようにしてもらいました。

NY式JECメソッド食事術を始めるにあたって、念のために今まで飲んでいた処方薬のアルブテロールだけは残しました。始めた当初は、月に1度くらいの頻度で軽い発作があったからです。

それから2か月が経過した頃、少女の体には変化が訪れました。少しずつですが、喘息による発作が消えてきたのです。**4か月が過ぎた頃には、発作はほとんどなくなってしまった**そうです。

ついに、ベッキーちゃんは処方薬を一切必要とせずに、普通の9歳の女の子としての日常生活が送れるまでに回復しました。

たくさんの遊びをがまんしてきたベッキーちゃん。笑顔いっぱいに過ごしているのを見

て、**それはもう、ご両親ともども喜ばれたそうです。**家の中で騒ぎすぎるのでうるさいこともしばしば。でも、うれしい悩みだと……。

患者さんが小さいお子さんの場合、ご両親がしっかりと食事の指導をしないといけません。

子どもなので甘いおやつやデザートを欲しがるでしょう。しかし、本当に子どもの症状を治してあげたいと思うならば、心を鬼にして、甘いものを与えないようにしていただきたいです。

そして大人のご家族には、一般的な食育法の間違いに気がついてもらいたいとも思います。NY式JECメソッド食事術は、子どもだけでなく、ご家族の理解と協力がないと実施できないからです。

症例 11

喘息の発作がなくなり、薬をやめることができた

男性／12歳／療法期間6か月

ジョシュアくんは、**3歳にして喘息を発症**してしまいました。

そして先にご紹介したベッキーちゃんと同じように、当時の主治医から指導されたグルテンフリーの食材、野菜や果物を中心にした食事をしてきました。

友達との遊びといえば、自宅でインターネットやゲームをすることぐらいです。

バスケットボールが大好きなジョシュアくんですが、10歳のときに近所の友達と公園でバスケットボールをしていて、**喘息発作で呼吸困難になり病院に運び込まれてからは、家でゲームをすることしかできなくなりました。**

大きくなったら体質が改善して治るかもしれない。そう期待していたものの、成長期の**12歳になっても、依然として症状は回復に向かいません。**

健康な12歳の男の子であれば、放課後は仲のよい友達と日が暮れるまで遊ぶものです

が、彼の場合は、そんな子どもらしい日常を送ることも許されませんでした。**常に喘息を抑制する薬を飲み続け、そして、いつ発作するかわからない喘息におびえるしかなかったのです。**

学校に行くときや、外に出るときには、吸引剤が絶対に欠かせない必須アイテムでした。お母さんのバッグの中には吸引剤が常に3個くらい入っていたそうです。日中、携帯電話が鳴ると、ジョシュアくんに何かあったのではないかと、そのたびに心臓が止まる思いだったそうです。

ジョシュアくんは、主治医から処方されたジルテック、シングレア、アルブテロール、吸入ステロイドなどといった一般的に喘息患者へよく処方される薬を飲み続け、加えて、経口ステロイドも処方されていたため、まさに薬漬け状態でした。

そんな状況を脱して、本来の子どもらしい生活を願ったご両親は、知人のつてを頼って私を紹介されてクリニックに電話をしてきました。

あいにく平日の診療は3か月先まで予約でいっぱいだったので、休診日に診療することにしました。

これまでの経験から、私はジョシュアくんの病状は遺伝的なものではなく、食事が原因だろうという目星をつけていました。

案の定、ジョシュアくんは、マスカットやバナナのスライスをのせたシリアルを朝食にとるのが大好きで、シリアルはお母さんがグルテンの入っていないものをオンラインで買っていました。牛乳も脂肪分を成分調整したものを選んでいました。

学校での昼食も、カフェテリアの食事は食べられませんので自前のランチです。例えばプロポリス（抗酸化、抗炎症で知られ、免疫力を高めてくれる物質）が豊富な蜂蜜がたっぷり入ったグルテンフリーのスナックバー。

飲み物は脂肪分を調整した牛乳。デザートはヨーグルトにリンゴやオレンジなど、その時々の新鮮な果物。

夕食は、グルテンフリーのパスタに野菜サラダで、デザートにはグルテンフリーのケーキでした。

食事メニューからは、ご両親の「お子さんに元気になってほしい」という一生懸命な気持ちと愛情が伝わってきます。

しかし私はこの食事こそが、彼の病状の原因であることをご両親に伝えました。まず、ご両親にＮＹ式ＪＥＣメソッド食事術を理解してもらうことが第一ステップとなるからです。

そして、ジョシュアくんには、炭水化物量（糖質）を一日75ｇに上限設定した食事を実践してもらうことにしました。一日30ｇに糖質制限しないのは、発育途上のお子さんの場合、食事術で痩せ過ぎにならないように配慮しないといけないからです。

また、処方薬に関しては、吸引剤のアルブテロール以外の処方薬はすべて中止しました。吸引剤は発作時の対処のために必要ですが、それ以外の薬は何の役にも立っていなかったからです。

NY式JECメソッド食事術を始めて**1か月目の定期検診の日、ご両親からジョシュアくんの咳がほとんど出なくなったと報告を受けました。**

吸引剤を口にすることが、ある種のおまじないのようになっていましたが、2か月、3か月と食事の改善を続けるごとに、咳込む回数が減ってきました。吸引剤を忘れて外出することもあるぐらいだったそうです。

5か月後には喘息の発作はまったく起こらなくなり、6か月目の診察で私は完治と診断しました。

これまでたくさんの薬を飲むばかりの毎日でしたが、通院の必要性がなくなり、今では、普通の健康な12歳の男の子として外で元気いっぱいに友達と遊べるようになったのです。

毎日いきいきとしていて、以前とは、見違えるような元気さを見せていると聞きます。

症例
12

25年間も苦しんだ関節リウマチの痛みが消えた

男性／55歳／療法期間8か月

トラック運転手のデービッドさんは、**関節リウマチに苦しんでいました。初めて発症したのは25年前で、30歳のときです。**膝や指、手首、肘など、運転でよく使う関節に発症してしまったため、仕事に支障が出ることも多かったようです。

直線を運転するときには普通にハンドルも握れますし、痛みもたいして感じないそうなのですが、問題はカーブを曲がるときです。**指、手首、肘に力を入れなければならないので、耐えがたい激痛がそれぞれの関節に走ります。**

曲がり道の多い一般道を運転しなければならないときは本当につらいそうです。ハンドルを切りながらクラッチでギアチェンジするときは、特にこたえるという話でした。

また、赤信号で止まったり、発進したりする際も微妙に手首や膝関節に負荷がかかるので辛いということでした。

関節に歪みや変形が起きていないのは幸いですが、痛みは増していく一方。それにともない処方される薬の量も1錠から2錠、2錠から3錠と徐々に増えていきました。体が処方薬にたいして慣れてしまうので、次第に医師から処方される投与量では効かなくなり、薬依存症とさえ思えるような生活になってしまったそうです。

エンブレルという処方薬を主に服用していましたが、モルヒネに類似した作用があることで知られているオピオイドという鎮痛剤を飲まないと耐えられないこともありました。**オピオイドを服用すると意識が朦朧となるので、運転していないときか、夜寝る前にしか服用できません。そのため運転中は痛みをがまんすることを強いられてきたそうです。**

鎮痛効果も、効くのは体が薬に対する耐性ができるまでですので、その後は投与量を増やしてもらうしかありません。まさに、イタチごっこです。

日常生活でも支障があります。

膝にも発症していたので立ったり座ったりがたいへんです。運転中は座ったままなので、クラッチの切り替えで踏み込む動作以外はそれほど負担にならないのですが、自宅にいるときはそうもいきません。デービッドさんのリウマチ痛を知っている奥様は、彼に動かなくてもいいようにいろいろと動いてくれます。

とてもありがたいのですが、自分の病気が妻の負担になっているようで、気が引ける思いを抱いてきました。

痛みがひどいときはオピオイドを飲むのですが、前述のごとく意識が朦朧としてしまいます。オピオイドを飲んでいるときは、日常生活を送るというよりは生かされているといった気分になるそうです。

そんな状態なので、決して満足な結婚生活ではなかったそうです。

「残りの人生は、薬漬けか……」という不安だけが、彼の中には残っていました。

そんな不安のなか、運転手仲間の飲み会の席でこんな話を聞きました。

糖質を抑える食事だけで、体重が124kgから30kgも減量して91kgになったという話です。

「そんなマジックのようなことあるのか？」と最初は半信半疑だったデービッドさん。

「関節リウマチが治るかはわからないけど、今まで食事療法でさまざまな病気を治しているらしいよ。よかったら紹介しようか。自分の主治医だから」

デービッドさんは運転手仲間にそう言われたそうです。そこでダメ元と思いつつ紹介してもらい、私のクリニックに来院したのです。


初診時のデービッドさんは、どこかしら私に挑戦的な態度をとっていました。

同じような境遇の患者さんをたくさん見てきたので、彼の気持ちは痛いほどわかりました。長年自分を苦しめてきた痛みが、食事を変えるだけで消えるとは思っていなかったのです。


私は「完治しないかもしれないけれど、毎日痛み止めを飲まなくてよいくらいには回復する可能性はあります」と、正直なところを話しました。

そして、「1か月間、私の食事法で痛みがどうなるか試してみたらどうでしょうか？効果がなかったとしても、何も失うものはないでしょう」と提案したのです。

デービッドさんは、騙されたと思ってNY式JECメソッド食事術に取り組んでみることにしたそうです。

トラックの運転手は眠気が禁物なので、デービッドさんはエナジードリンクや清涼飲料水をたくさん飲んでいました。しかしNY式JECメソッド食事術を始めてからは、清涼飲料水の飲用をかなり制限してもらいました。

パスタやパン類も一切禁止です。1日の糖質摂取量は30gを絶対に超さないようにし、脂質とコレステロールの摂取量を意識して増やしてもらいました。

これまでと違って治療は「食事」ですので、オピオイドを飲んでいたときのような朦朧状態などをまったく気にする必要もありません。

騙されたと思って1か月、食事の改善を続けたデービッドさんですが、痛みが解消するまでには至らなかったものの、痛みをがまんできずに薬を飲む回数は明らかに少なくなってきました。

しかも、トラック運転手仲間が証言したように**減量効果がすごく、1か月で軽く8kg体重が落ちた**そうです。

体重が落ちたぶん、関節にかかる負担が軽くなるので、膝の痛みも軽減されました。最初は1か月だけと思って取り組んだNY式JECメソッド食事術ですが、そんな結果に後押しされて、そのまま2か月、3か月と継続することになります。

そして、**食事術を始めて8か月が経過する頃には、関節の痛みはなくなってしまいました。可動域も戻るようになり、つまり、わずか8か月で25年来の疾患がほぼ解消してしまったのです。**

まだ、ときおり関節痛を感じるときもあるそうですが、市販薬の痛み止めで十分効果がありますので、肉体的、精神的、金銭的にも、とても楽な毎日を過ごせるようになったと喜んでもらえました。

奥様との生活も若い頃に戻り、第二の青春を楽しんでいると言っていました。

PART

4

NY式の最高の食事法
「1週間メニュー」

「低糖 - 高ファコタン」がポイント

これまでの食事法では、カロリーが重要視されすぎていました。

また、「栄養価が高い食材のほうが体によい」と信じられていました。

こうした古い常識で、健康な食生活を目指されてきたのではないでしょうか？

本書をここまで読んでいただき、バイオケミストリーという考え方のほうが健康にいいということがおわかりいただけたかと思います。


私自身を実験台として考案したNY式JECメソッドでは、一日の食事のバランスは「低糖 - 高ファコタン」が基本になります。

私がかつてそうだったように、糖尿病を患っている、薬を減らしたい、薬をやめたい、という方こそ、バイオケミストリーをベースにした食習慣を実践していただきたいものです。

楽しく食べて、健康な体に

でも、突然、炭水化物を30gに減らそうとしても、何をどう食べたらよいかわかりませんよね。実践しようとネットで調べるのもたいへんです。そこで参考となるように、1週間の食事メニューの例をまとめてみました。

日本の皆さまのお口に合うように、共著者の中野氏、訳者のナキリ氏のアドバイスも取り入れましたので、気軽に取り組んでいただけるメニューになったのではないかと思います。

健康が第一優先、でも食事を楽しめることも大切です。

JECメソッドの食事法のバランスの中で、ご自分の好みに合わせてメニューをアレンジしてください。そうすることで、自分なりの食事法になっていくからです。**最初は1週間のうち1日だけでもいいので、食事を切り換えてみてください。そうすれば、私や、私の患者さんのように病気を克服して、薬に頼らない生活を送れるようになることでしょう。**

低糖-高ファコタン

低糖
炭水化物(糖質):30gまで

高ファコタン
脂質(ファット):100g以上※
コレステロール:900mg以上
タンパク質:100g以上※

※70kg体重の場合

NY式JECメソッドの食事法は、低炭水化物——脂質・コレステロール・タンパク質のバランスを維持することがとても大切です。

炭水化物（糖質）

普段口にする食材には、実は糖質が多く含まれていて、知らず知らずのうちに摂取してしまっていることが多いです。炭水化物（糖質）に関しては、できるだけ30g制限を維持できるようにチャレンジしてください。

コレステロール

意外とコレステロールは摂取しにくいので、積極的に摂取するように心掛けることが大切です。メニュー例では、コレステロールを効果的に摂取できるようになっています。

脂質、タンパク質

脂質、タンパク質の摂取はそれほど難しくありません。動物性タンパクと植物性タンパクをうまくローテーションするとバリエーションが増えます。

	糖質 29.56	脂質 201.96	コレステロール 1011	タンパク質 142.2
	3.74	28.34	258	15.6
	13	0	0	0
	0	8.2	22	0
	0	0	0	0.3
	1.6	0.2	0	1.4
	0	10	0	0
	1.2	27	87	21
	0	0	0	0
	0	115	265	96.9
	0.7	0	0	0
	2.02	0.12	0	1.6
	1	0	0	0
	0	0	0	0
	4.2	0	0	0
	0.9	0	0	0
	1.2	9	368	5.4
	0	4.1	11	0
	0	0	0	0
	0	0	0	0

糖質ゼロのジントニック

ジントニックは、ジンとトニックウォーターのミックスドリンクですが、トニックウォーターにも糖質があります。ダイエットトニックには糖質がないのでおすすめです。

NY式・月曜日のメニュー	
アーモンドパンケーキ	2枚
シロップ	1さじ（20g）
バター	2切：10g
コーヒー	1杯：236ml
レタスサラダ	
レタス	100g
オリーブオイル	10g
チェダーチーズ	3枚
アイスコーヒー	1杯：236ml
ポークジンジャー	
豚ロース肉	250g
キャベツ	1枚
しょうゆ	20g
酒	20g
塩	3g
砂糖	4.2g
しょうが（おろし）	20g
目玉焼き	
卵	2個
バター	1切：5g
ジントニック	
ジン	2杯：236ml
ダイエットトニック	2杯：236ml

アーモンド粉のパンケーキにシロップ

アーモンド粉を使ったパンケーキは糖質が少ないので安心。でも、シロップにはかなりの糖質が含まれていますので注意ください。

	糖質 29.3	脂質 128.18	コレステロール 1108	タンパク質 109.65
	1.9	2.3	0	5.4
	1.2	9	368	5.4
	0	0	0	0
	1.6	0.2	0	1.4
	0	10	0	0
	1.2	27	87	21
	0.4	0	0	0.1
	0.5	0	0	0.1
	3.5	24.5	0	13
	0	12.4	128	11.6
	0	1.68	160	14.4
	1.9	2.2	185	13
	0	14.6	120	17.5
	0	24.3	60	4.75
	2	0	0	0.4
	2.1	0	0	0
	13	0	0	1.6

帰宅前の焼き鳥＆焼酎

焼き鳥に焼酎の組み合わせは、JECメソッドのお手本のような食事です。レバーにはガラクトースという糖質があるので控えめに。おすすめは皮と砂肝。焼酎が苦手な方なら、ビール1本だったら、ＯＫ！

NY式・火曜日のメニュー	
卵プロテインシェイク	
プロテインドリンク(バニラ味)	1/2 杯：371ml
卵黄のみ	2 個
水で半分に薄める	185.5ml
チーズレタスサラダ	
レタス	100g
オリーブオイル	10g
チェダーチーズ	3 枚
アイスティー	1 杯：236ml
レモンスライス	1/8 スライス
ピーナッツ	50g
焼き鳥	
ハツ	80g（2 本）
砂肝	80g（2 本）
レバー	50g（1 本）
手羽先	100g（2 本）
皮	50g（2 本）
レモンスライス	1/2 スライス
キャベツ	3 枚
ビール	1 本：355ml

プロテインドリンクに卵の黄身

プロテインドリンクに卵の黄身を混ぜてシェイクするだけの、手軽な朝食。水で薄めて、お好みの濃さに調整してください。

	糖質 28.95	脂質 141.28	コレステロール 1025	タンパク質 105.95
	14.2	0	0	0
	0	4.1	11	0
	0.6	4.5	184	2.7
	0	4.1	11	0
	0	0	0	0.3
	1.6	0.2	0	1.4
	0	10	0	0
	0.8	18	58	14
	0	0	0	0
	1.75	12.25	0	6.5
	0	55	200	60
	0	8.2	22	0
	0	1.68	160	14.4
	1.2	9	368	5.4
	0	4.1	11	0
	1.2	0.15	0	1.05
	0	10	0	0
	7.6	0	0	0.2

マッシュルームを添えてステーキ

マッシュルームはコレステロールが豊富です。ステーキのつけあわせには最高。バターソテーでお食べください。

NY式・水曜日のメニュー	
トースト（8枚切り）	1/2 切
バター	1 切：5g
目玉焼き	
卵	1 個
バター	1 切：5g
コーヒー	1 杯：236ml
チーズレタスサラダ	
レタス	100g
オリーブオイル	10g
チェダーチーズ	2 枚
アイスコーヒー	1 杯：236ml
ピーナッツ	25g
牛肉ステーキ	
牛リブ肉	250g
バター	2 切：10g
マッシュルーム	80g（2 個）
目玉焼き	
卵	2 個
バター	1 切：5g
レタスサラダ	
レタス	75g
オリーブオイル	10g
赤ワイン	2 杯：300ml

サラダにチーズ

チーズは脂質、コレステロール、タンパク質がバランスよく含まれています。しかも、糖質はないものがほとんど。チーズはおすすめ食材のひとつです。

	糖質 26.8	脂質 62.4	コレステロール 1009.8	タンパク質 92.2
	1.2	9	368	5.4
	0	4.1	11	0
	0	0	0	0.3
	1.6	0.2	0	1.4
	4.4	0	0	0
	3	0	0	0.6
	0	10	0	0
	1.2	9	368	5.4
	0.4	0	0	0.1
	0	4.2	34.3	21
	0	11.9	31.5	16.8
	0	9.1	38.5	14
	0	3.64	38.5	16.1
	0	1.26	120	10.8
	15	0	0	0.3

晩酌の日本酒

白米は炭水化物（糖質）の塊。日本酒はカロリーが高いといわれていますが、２合（360ml）までだったらOKです。

NY式・木曜日のメニュー	
目玉焼き	
卵	2個
バター	1切：5g
コーヒー	1杯：236ml
フルーツサラダ	
レタス	100g
オレンジ	1/2個（1個=96g）
イチゴ	6個
オリーブオイル	10g
ゆで卵	2個
アイスティー	1杯：236ml
刺身	
マグロ赤身	70g（4切）
マグロ中トロ	70g（4切）
サーモン	70g（4切）
ハマチ	70g（4切）
イクラ	60g（1鉢）
日本酒	2合：360ml

お刺身は最高！

糖質を気にしないで食べられるのがお刺身です。

しかも高ファコタン。

お刺身の王様は中トロですが、コレステロールとタンパク質だったら赤身の方が上！　サーモンは脂質がたっぷりなのでおすすめ。

	糖質 28.2	脂質 111.08	コレステロール 1094	タンパク質 126.45
	14.2	0	0	0
	0	4.1	11	0
	1.2	9	368	5.4
	0	0	0	0.3
	1.6	0.2	0	1.4
	0	10	0	0
	0.8	18	58	14
	0.6	4.5	184	2.7
	0	4.1	11	0
	0	0	0	0
	0	41.3	280	86.45
	0	8.2	22	0
	0	1.68	160	14.4
	2.2	0	0	1.6
	0	10	0	0
	7.6	0	0	0.2

赤ワインの糖質

牛肉でもラム肉でも、ステーキには赤ワインですよね！　しかしジュースほどではないですが、ワインには糖質が含まれています。ご注意くださいね。

NY式・金曜日のメニュー	
トースト（8枚切り）	1/2 切
バター	1 切：5g
ポーチドエッグ（半熟卵）	2 個
コーヒー	1 杯：236ml
チーズレタスサラダ	
レタス	100g
オリーブオイル	10g
チェダーチーズ	2 枚
目玉焼き	
卵	1 個
バター	1 切：5g
アイスコーヒー	1 杯：236ml
ラム胸肉ステーキ	
ラム胸肉	350g
バター	2 切：10g
マッシュルーム	80g（2 個）
茹でブロッコリー	
ブロッコリー	50g
オリーブオイル	10g
赤ワイン	2 杯：300ml

ラム肉は高ファコタン！

ラム肉は、独特の香りがあって好き嫌いがはっきりと分かれてしまいますが、高ファコタンのバランスがよい、JEC メソッドおすすめの食材です。

	糖質 22.4	脂質 150.2	コレステロール 1093	タンパク質 101.66
	1.2	9	368	5.4
	0.8	18	58	14
	0	4.1	11	0
	0	0	0	0.3
	1.6	0.2	0	1.4
	2	0.02	0	0.06
	2	0	0	0.4
	0	10	0	0
	0	0	0	0
	0	75	195	35
	0	8.2	22	0
	0.8	18	58	14
	0	1.68	160	14.4
	0.5	6	221	15
	0.5	0	0	0.1
	13	0	0	1.6

ハンバーガーは高ファコタン！

ジャンクフードとして敬遠されがちですが、バンズ抜きならハンバーガーはOK。ハンバーグには、つなぎでパン粉が大量に使われていることもあります。ご自宅でつくるときは、豆腐で代用してください。

NY式・土曜日のメニュー	
スクランブルエッグ	
卵	2個
チェダーチーズ	2枚
バター	1切：5g
コーヒー	1杯：236ml
フルーツサラダ	
レタス	100g
ブルーベリー	8個（50個＝68g）
イチゴ	4個
オリーブオイル	10g
アイスコーヒー	1杯：236ml
ハンバーガー（バンズ抜き）	
挽肉	250g
バター	2切：10g
チェダーチーズ	2枚
マッシュルーム	80g（2個）
フライドカラマリ（イカフライ）	85g（1皿）
レモンスライス	1/8スライス
ビール	1本：355ml

カラマリからコレステロール！

パン粉は極力使わないでフライしてください。ココナツパウダーやアーモンドパウダーで代用すると糖質がさらに低くなります。

	糖質 26.1	脂質 84.5	コレステロール 1001	タンパク質 92.4
	14.2	0	0	0
	0	4.1	11	0
	1.8	13.5	552	8.1
	0	4.1	11	0
	0	0	0	0.3
	1	5	20	0
	1.6	0.2	0	1.4
	0.6	4.5	184	2.7
	0	10	0	0
	0.4	0	0	0.1
	0.5	0	0	0.1
	0	9	212	77.5
	0	4.1	11	0
	0	20	0	0
	0.5	0	0	0.1
	2.2	0	0	1.6
	0	10	0	0
	0	0	0	0
	3.3	0	0	0.5

ブロッコリーは低糖の緑黄色野菜として最適

根菜類は糖質が多く含まれているのでご注意ください。レタスやキャベツもいいですが、おすすめなのは、ゴーヤと並ぶ抗がん食材としても注目されているブロッコリー。

NY式・日曜日のメニュー	
トースト（8枚切り）	1/2 切
バター	1 切：5g
卵黄のみの卵焼き	
卵黄のみ	3 個
バター	1 切：5g
コーヒー	1 杯：236ml
生クリーム	15ml
卵レタスサラダ	
レタス	100g
ゆで卵	1 個
オリーブオイル	10g
アイスティー	1 杯：236ml
レモンスライス	1/8 スライス
鶏胸肉のソテー	
鶏胸肉	250g
バター	1 切：5g
オリーブオイル	20g
レモンスライス	1/8 スライス
茹でブロッコリー	
ブロッコリー	50g
オリーブオイル	10g
焼酎のお湯割り	
焼酎のお湯割り	2 杯：236ml
梅	1/2 個／1 杯

卵は高ファコタン食としては
コスパナンバーワン

卵の黄身だけを食べるのが健康によいとされていた時代がありましたが、これは正解なのです。

おわりに

バイオケミストリーに基づいたNY式JECメソッドによる食事療法。体に何が優しいのか、糖質とは何なのか、真理をつかむ旅はいかがでしたでしょうか。

医学という権威絶対主義、確立された医療プロトコールから脱出できた私は、この食事法で糖尿病はもとより、さまざまな病気の患者を20万人も救ってきました。

しかし、医師という立場であれば、来院された患者さんにしか私の食事法を伝えることができないことに気がつき、2008年に著作を上梓しました。

内容はより突っ込んだもので、アメリカの医療や製薬会社の対応を糾弾するような内容で『GENOCIDE（大量殺人）』というタイトルの書籍です。本書の原本ともいえます。

私の食事法をもっと多くの人に広めたいと考えていたときに、大学時代の親友であるナキリ氏との運命的な再会がありました。

アメリカ人の私から見た日本は、長寿1位に君臨している憧れの国でもありました。「日本の長寿の秘密は和食」と世界はそう信じています。しかし、長寿とはいえ、病院や介護施設で〝生かされている老人〟が多く、長寿＝健康ではないことをナキリ氏より教わりました。西洋の食事と和食とが混在した日本の食文化は、「いいとこどり」ではなく「悪いとこどり」に変貌し、医療費は高騰していることを知らされたのです。

それであれば、私の食事法を親友の祖国の人たちに伝えて、統計上だけ長寿1位ではなく、健康さも世界1位の日本になって欲しいと思いました。

その後、親友のナキリ氏の紹介で共著者の中野博氏と出会いました。ジャーナリストで数々の書籍を手掛けている中野氏とは意気投合し、日本の方々に「真実」を伝えたいとタッグを組むことになりました。

執筆は、私の食事法を日本人の方々にも理解してもらえるよう、健康によい食材を選んでもらう原稿を書いたり、患者さんの症例を紹介したり、著作の翻訳ではなくゼロからの書下ろしになりましたが、ようやく出版にこぎつけることができました。

欧米の影響をうけ「本来のよさを失い始めている日本の皆さま」、どうぞ、本書が鳴らす警鐘に気づき、真実に目を向けてください。

バイオケミストリーに基づいた食事法を実践していただければ、自分のことを自分で守れるようになります。

本書を読み終えたあなたは、本質を見極めることができる方です。

この本は「真実に基づいた旅」の水先案内人です。この旅はまだ始まったばかりですが、一緒に日本を、そして世界を変えていきましょう。

2019年9月

ジェイムズ・E・カールソン

ニューヨークの医師《いし》が教《おし》える病気《びょうき》を治《なお》す食《た》べ方《かた》

2019年11月8日　初版第1刷

著　者――――――ジェイムズ・E・カールソン、中野《なかの》 博《ひろし》

発行者――――――坂本桂一
発行所――――――現代書林
〒162-0053　東京都新宿区原町3-61　桂ビル
TEL／代表　03(3205)8384
振替00140-7-42905
http://www.gendaishorin.co.jp/

執筆協力・翻訳――Jun Nakiri
カバー・本文デザイン―小口翔平、岩永香織、大城ひかり(tobufune)
カバー写真――――山口裕朗／アフロ

印刷・製本　㈱シナノパブリッシングプレス
乱丁・落丁本はお取り替えいたします。

定価はカバーに
表示してあります。

ISBN978-4-7745-1819-0　C0047